普通高等学校新型实验教材

|供医学影像、麻醉医学、临床医学、儿科学等专业用|

断层解剖学
实验与学习指导

Experimental and Study Guide
of Sectional Anatomy

主　编　朱建华　杨吉平　吴德野

副主编　成家茂　邹智荣　吴江东

　　　　刘文国　于鹏辉　王统彩

U0324773

人民卫生出版社

·北　京·

图书在版编目（CIP）数据

断层解剖学实验与学习指导 / 朱建华，杨吉平，吴
德野主编． —北京：人民卫生出版社，2023.7
ISBN 978-7-117-35101-0

Ⅰ．①断… Ⅱ．①朱… ②杨… ③吴… Ⅲ．①断面解
剖学–医学院校–教材 Ⅳ．①R322

中国国家版本馆CIP数据核字（2023）第143444号

人卫智网	www.ipmph.com	医学教育、学术、考试、健康，
		购书智慧智能综合服务平台
人卫官网	www.pmph.com	人卫官方资讯发布平台

断层解剖学实验与学习指导
Duanceng Jiepouxue Shiyan yu Xuexi Zhidao

主　　编：朱建华　杨吉平　吴德野
出版发行：人民卫生出版社（中继线 010-59780011）
地　　址：北京市朝阳区潘家园南里 19 号
邮　　编：100021
E - mail：pmph @ pmph.com
购书热线：010-59787592　010-59787584　010-65264830
印　　刷：北京顶佳世纪印刷有限公司
经　　销：新华书店
开　　本：889 × 1194　1/16　印张：11
字　　数：296 千字
版　　次：2023 年 7 月第 1 版
印　　次：2023 年 9 月第 1 次印刷
标准书号：ISBN 978-7-117-35101-0
定　　价：39.00 元

打击盗版举报电话：**010-59787491**　E-mail：WQ @ pmph.com
质量问题联系电话：**010-59787234**　E-mail：zhiliang @ pmph.com
数字融合服务电话：**4001118166**　E-mail：zengzhi @ pmph.com

编委会人员名单

主　编　朱建华　杨吉平　吴德野

副主编　成家茂　邹智荣　吴江东　刘文国　于鹏辉　王统彩

编　者（按姓氏笔画排序）

于鹏辉	湖南医药学院
马　军	桂林医学院
王　勇	大理大学
王　婷	大理大学
王统彩	内蒙古自治区人民医院
成家茂	大理大学
朱丹青	大理大学第一附属医院
朱建华	大理大学
刘　昉	桂林医学院
刘文国	佛山科学技术学院
许俊锋	大理大学第一附属医院
杜赵康	大理大学
李艳娇	大理大学
李莹莹	大理大学
杨吉平	西安医学院
杨蓬勃	西安交通大学医学部
杨新文	大理大学
吴江东	石河子大学
吴德野	齐鲁医药学院
邹智荣	昆明医科大学
张本斯	大理大学
陈　峡	湖南医药学院
陈海燕	大理大学第一附属医院
周　思	桂林医学院
荆永光	大理大学
段　逵	大理大学
郭宣材	德宏职业学院
唐洗敏	大理大学
龚志婷	大理大学
盘　梅	红河卫生职业学院
詹　东	昆明医科大学
穆志杰	山西医科大学汾阳学院

融合教材使用说明

融合教材即通过二维码等现代化信息技术，将纸书内容与数字资源融为一体。本书以融合图书形式出版，配有特色的数字内容。读者在阅读纸书的同时，通过扫描书中的二维码，即可免费获取线上数字资源和相应的平台服务。

本书包含以下数字资源类型

视频导入　　断层标本图片

获取数字资源步骤

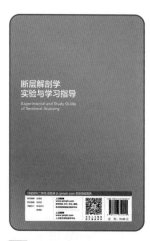

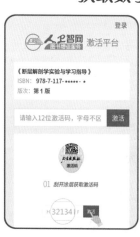

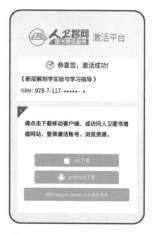

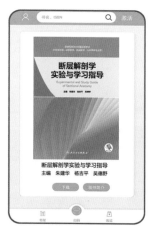

1　扫描图书封底二维码，打开激活平台。

2　注册或使用已有的人卫账号登录，输入刮开的激活码。

3　激活成功后，下载APP或通过zengzhi.ipmph.com浏览资源。

4　使用APP"扫码"功能，扫描书中二维码即可浏览数字资源。

APP及平台使用客服热线　400-111-8166

断层解剖学（sectional anatomy）是用断层方法研究正常人体不同断层上器官和结构的位置、形态及相互关系的学科，是随着 CT、MRI 等影像技术出现而发展起来的一门新兴学科。其基本任务是在掌握系统解剖学、局部解剖学知识的基础上，对照学习人体横、矢、冠状连续断层标本与活体 B 超、CT、MRI 图像，探索各种结构在连续断层内的形态、位置和毗邻关系等的变化规律，为临床诊断和治疗提供形态学依据。

为配合医学影像学专业及相关专业的学生进行断层解剖学的学习，我们在长期教学实践的基础上，参照国内其他学校的做法，经过反复修改，编写了这本《断层解剖学实验与学习指导》。

本书分为断层解剖学实验指导和断层解剖学学习指导两部分。实验指导部分将断层解剖学实验内容分为 11 个实验，提出了每次实验课的基本要求、实验课所使用的标本以及在各个断层上需要学生观察的关键结构，附有各实验的导入视频及重要断层图片的链接，并对断面观察的一些基本实验技能进行了总结说明，希望对学生的学习起到抛砖引玉的作用。学习指导部分对课程的核心内容进行了归纳总结，使学生能快速抓住重点和难点，帮助学生进行高效学习，达到事半功倍的效果。

本书的主要特点是实用、多维、前沿。本书服务于断层解剖学初学者，重点介绍基础知识和基本断面，适合大学本科及职业学院学生使用；书中包含了 11 个断层解剖学实验导入视频二维码和 100 多幅断层标本图片二维码，还有在线课程链接，可全方位帮助学生提高学习效率；书中还介绍了一些前沿性的知识，如胸部淋巴结的 IASLC 分区法等，使学生的知识储备领先一步。

由于时间仓促，加之编者水平有限，书中难免存在不足，恳请各位师生提出宝贵的意见！

朱建华　杨吉平　吴德野

2023 年 3 月

CONTENTS | 目 录

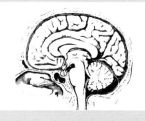

上篇 | 断层解剖学实验指导

实验一　绪论、头部横断层解剖

实验一导入

【目的和要求】

（1）掌握人体断层解剖学的定义、特点、研究范围和应用意义。

（2）掌握人体断层解剖学的常用术语。

（3）掌握头部横断层上主要结构的形态特点和演变情况。

（4）掌握基底核、内囊及外囊在横断层的位置、形态。

（5）熟悉脑室和脑池在横断层上的表现。

（6）了解颌面部（眶、颞骨、鼻、鼻旁窦、咽、颅底、唾液腺）的连续横断层解剖及其CT、MRI图像。

【实验教具】

1. 标本

（1）脑的正中矢状切标本。

（2）原位的大脑镰和小脑幕标本。

（3）颅脑的连续横断层标本，层厚 10 mm。

2. 模型

（1）基底核。

（2）脑室铸型。

（3）脑横断层模型。

3. 挂图　脑的正中矢状切及岛叶；大脑半球上外侧面、内侧面和底面；脑的内部结构；小脑；脑干腹侧面及背侧面；脑脊液循环模式图；硬脑膜及硬脑膜窦。

4. CT 和 MRI 图像

（1）颅脑的连续横断层 CT 图像。

（2）颅脑的连续横断层 MRI T_1、T_2 加权像，层厚 5 ~ 10 mm。

5. 在线资源　学堂在线慕课《断层解剖学》。

【实验指导】

1. 头部断层解剖学常用基线　在头部的标本或模型上画出头部常用基线，明确其应用（实验图 1-1、实验图 1-2 ）。

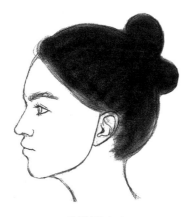
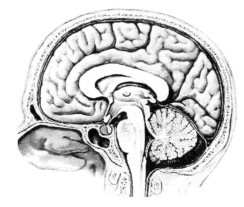

实验图 1-1　　　　　　　　　　　　实验图 1-2

（1）Reid 基线（Reid's base line, RBL）。

（2）上眶耳线（supraorbitomeatal line, SML）。

（3）眶耳线（orbitomeatal line, OBL）。

（4）连合间线（intercommissural line）。

2. 触摸骨性标志　在活体上摸认下列标志性结构：眉弓、额结节、顶结节、颧弓、翼点、乳突、枕外隆凸、上项线。

3. 脑的形态观察　在脑的标本或模型上观察脑的主要形态结构，重点观察大脑表面的主要沟回，以及基底核、内囊和脑室。

4. 颅脑连续横断层标本观察

（1）颅脑部横断层标本观察注意事项

1）颅脑横断层的分部：根据结构特点，颅脑的横断层可分为上、中、下三部，上部为胼胝体干出现以上的横断层，大脑半球被大脑镰分隔为左、右两部分；中部为基底核区所在的横断层，由胼胝体等连合纤维将左、右侧大脑半球连成一体；下部是自鞍上池向下的横断层，脑组织被大脑外侧窝池和小脑幕等分为数块，随着横断层下移则脑组织逐渐缩小。

2）颅脑上部的横断层：一般有 5~6 个层，此部分主要是辨认中央沟和顶枕沟，以区分额叶、顶叶和枕叶，为临床颅脑外伤和硬膜外血肿的定位诊断提供解剖学依据。

3）颅脑中部的横断层：一般有 4~5 个层，主要观察基底核区、侧脑室和第三脑室的位置、形态及其变化；同时辨认外侧沟和距状沟，以区分额叶、顶叶、颞叶和枕叶的脑回，为临床脑梗死和脑出血的影像定位诊断提供形态学基础。

4）颅脑下部的横断的冠状断层：一般有 3~4 个断层，主要观察脑池、脑干、小脑和第四脑室的位置、形态及其变化，为临床上垂体、脑干和小脑的病变，尤其是小脑扁桃体疝的影像诊断提供形态学依据。

（2）颅脑横断层标本观察的主要结构

1）经矢状缝的横断层

断层特点：经颅顶的矢状缝，颅内结构尚未出现。

关键结构：顶骨，矢状缝。

2）经上矢状窦和大脑上静脉的横断层

断层特点：经上矢状窦。

关键结构：上矢状窦，大脑上静脉，额骨，顶骨，颅顶软组织。

头部横断层
标本

3）经中央旁小叶上份的横断层

断层特点：经中央旁小叶上份，中央旁小叶外侧正对中央沟。

关键结构：额内侧回、中央旁小叶、楔前叶、中央沟、中央前回、中央后回。

4）经中央旁小叶下份的横断层

断层特点：经中央旁小叶下份，结构与上一断面相似。

关键结构：中央沟、额内侧回、中央前回、中央后回、中央旁小叶、楔前叶、顶上小叶、顶下小叶。

5）经顶枕沟上份的横断层（经扣带回上部的横断层）

断层特点：中央旁小叶消失，扣带回及顶枕沟上端面出现。

关键结构：扣带沟、顶下沟、顶枕沟，额内侧回、扣带回，楔前叶、楔叶、额叶、顶叶、枕叶。

6）经顶枕沟中份的横断层

断层特点：经顶枕沟中份，顶枕沟前移。

关键结构：扣带沟、顶下沟、顶枕沟、额内侧回、扣带回、额上回、额中回、中央前回、中央后回、楔前叶、楔叶、顶下小叶、顶上小叶。

7）经半卵圆中心的横断层

断层特点：经半卵圆中心。

关键结构：半卵圆中心，扣带沟、顶下沟、顶枕沟，额内侧回、扣带回、额上回、额中回、中央前回、中央后回、缘上回，楔前叶、楔叶。

8）经胼胝体干的横断层

断层特点：胼胝体干、侧脑室中央部、尾状核、外侧沟后支同时出现。

关键结构：胼胝体干、侧脑室中央部、尾状核体、外侧沟后支、距状沟、扣带回峡、舌回、楔叶、额上回、额中回、额下回、中央前回、中央后回、缘上回、角回。

9）经胼胝体压部的横断层

断层特点：经过胼胝体压部和内囊。

关键结构：胼胝体压部、基底核、背侧丘脑、内囊、侧脑室、室间孔、第三脑室上部、额上回、额中回、额下回、中央前回、中央后回、颞上回、颞中回。

10）经后连合的横断层

断层特点：经丘脑间黏合、上丘和后连合。

关键结构：基底核，内囊，后连合、上丘、小脑幕、小脑蚓、额上回、额中回、额下回、颞上回、颞中回、颞下回、枕颞外侧回、枕颞内侧回、海马旁回。

11）经前连合和下丘的横断层

断层特点：经前连合、下丘。

关键结构：经前连合、大脑脚底、黑质、下丘、额上回、额中回、额下回、颞上回、颞中回、颞下回、枕颞外侧回、枕颞内侧回、海马旁回。

12）经小脑上脚的横断层

断层特点：经鞍上池、脑桥、小脑上脚。小脑上脚较纤细、连于脑桥与小脑之间，前后方向，大致平行。颅内结构被外侧沟及小脑幕分为前、中、后三部分。

关键结构：直回、眶回、颞上回、颞中回、颞下回、脑桥，小脑、小脑上脚、第四脑室。

13）经小脑中脚的横断层

断层特点：经小脑中脚，额叶消失，筛窦、蝶窦、海绵窦断面出现。

关键结构：筛窦、蝶窦、海绵窦、颞极、脑桥、小脑中脚、第四脑室、脑桥小脑角池。

14）经颈动脉管的横断层

断层特点：经颈动脉管、延髓和小脑扁桃体。

关键结构：筛窦、蝶窦、颈动脉管、颈静脉孔、延髓、小脑、颞下颌关节、外耳道。

【实验技能】

1. 中央沟的识别方法

（1）沟的深度：中央沟较深，约自大脑断面外缘中份处向后内延伸，弯曲走行，在其前方和后方可见中央前沟、中央后沟与之伴行。

（2）中央前、后回的厚度：一般中央前回的厚度大于中央后回，中央前回处皮质厚度为 4.5 mm 左右。

（3）沟的位置：以眶耳线为基线的横断层上，中央沟均位于半球外侧缘前 2/5 与后 3/5 交界处。

（4）中央旁小叶：先通过位于大脑半球内侧面的扣带沟缘支辨认出中央旁小叶，再进一步辨认中央沟。

（5）髓突：大脑白质的髓突有助于辨认中央沟。中央前回的髓突较粗大，中央后回的髓突较纤细。

（6）沟的连续性：中央沟大部分（87%）为一不被中断的沟，在大脑半球外侧面走行 8 ~ 10 cm。

2. 顶枕沟的识别

（1）顶枕沟存在于端脑上部横断面上，为端脑内侧面后部最深的一条脑沟，自大脑半球内侧面斜向前外，随着横断层下移而前移，至胼胝体干出现时消失。

（2）在横断层上，顶枕沟的前方为顶叶（楔前叶），后方为枕叶。大脑镰两侧的顶叶初为中央旁小叶后部和楔前叶，中央旁小叶消失之后，楔前叶的前方出现顶下沟，分隔前方的扣带回和后方的楔前叶。

3. 外侧沟的识别

（1）外侧沟开始出现于胼胝体干的横断层上，为大脑半球上外侧面最深的脑沟，随着横断层下移则由"一"字形变为"Y"形。在外侧沟首次出现的横断层上，其前方为额叶和顶叶的中央后回，后方为顶下小叶的缘上回和角回。

（2）在冠状断层上，外侧沟分为呈上下走向的垂直部和呈内外走向的水平部。

4. 距状沟的识别
距状沟出现于顶枕沟消失以后的横断层上。一般首次出现于胼胝体干的冠状断层上，呈弓形，分为前后两部分，位于胼胝体压部后方。前部呈裂隙状，分隔扣带回峡和舌回，后部自后内侧斜向前外侧，分隔舌回和楔叶。

（朱建华，杜赵康）

实验二 头部矢状和冠状断层解剖

实验二导入

【目的和要求】

（1）熟悉颅内主要结构在头部矢状断面上的位置和形态。

（2）熟悉颅内主要结构在头部冠状断面上的位置和形态。

（3）熟悉颅内主要结构的 CT、MRI 图像。

【实验教具】

1. 标本

（1）完整脑标本和端脑的正中矢状切标本。

（2）原位的大脑镰和小脑幕。

（3）颅脑的连续矢状断层标本，层厚 10 mm。

（4）颅脑的连续冠状断层标本，层厚 10 mm。

2. 模型

（1）基底核。

（2）脑室铸型。

（3）脑冠状切模型。

3. 挂图
大脑半球上外侧面；大脑半球内侧面；脑底面；脑的内部结构；小脑；脑干腹侧及背侧面；脑脊液循环模式图；硬脑膜及硬脑膜窦。

4. MRI 图像

（1）颅脑的矢状 MRI 图像。

（2）颅脑的冠状 MRI 图像。

5. 在线资源
学堂在线慕课《断层解剖学》。

【实验指导】

1. 颅脑矢状断层分部、各部特点

（1）颅脑矢状断层的分部：颅脑矢状断层可分为左、中、右三部分。左侧部为基底核出现以前的矢状断层，主要特征是有较深的外侧沟；中部为基底核区所在的矢状断层，以正中矢状面形成对称关系，主要特征是有灰质团块和脑室系统形成的较大腔隙；右侧部与左侧部结构相同，且基本对称。

（2）颅脑左、右侧部矢状断层：一般每侧 3~4 个层面，此部分主要是辨认外侧沟、中央沟和寻找顶枕沟及枕前切迹的位置，以区分额叶、顶叶、颞叶、枕叶和岛叶，为临床颅脑外伤和硬膜外血肿的 MRI 定位诊断提供解剖学依据。

（3）颅脑中部矢状断层：以正中矢状面为中线呈对称性分布，每侧 2~3 个矢状断层。此部分主要观察基底核区、侧脑室、第三脑室和第四脑室的形态、位置及变化；同时辨认顶枕沟和距状沟，以区分顶叶、颞叶与枕叶及枕叶内侧面的脑回，为临床脑梗死和脑出血的 MRI 定位诊断提供形态学基础。

2. 颅脑冠状断层的分部、各部特点

（1）颅脑冠状断层的分部：颅脑冠状断层可分为前、中、后三部分。前部为胼胝体膝出现以前的冠状断层，主要特征是有纵行的大脑镰将颅腔分为左、右两半，分别容纳左、右大脑半球；中部为胼胝体和基底核所在区域的冠状断层，主要特征是左、右侧大脑半球由胼胝体连为一体；后部为胼胝体压部后方的冠状断层，主要特征为脑组织被大脑镰和小脑幕分隔为三部分。

（2）颅脑前部的冠状断层：一般有 3~4 个断层，此部分主要是辨认额叶上的脑沟和脑回，为临床颅脑外伤和硬膜外血肿的 MRI 定位诊断提供解剖学依据。

（3）颅脑中部的冠状断层：一般有 5~6 个断层，主要观察胼胝体、基底核区、侧脑室和第三脑室的形态、位置及其变化；同时辨认外侧沟和中央沟，以区分额叶、顶叶和颞叶，为临床脑梗死和脑出血的 MRI 定位诊断提供形态学基础。

（4）颅脑后部的冠状断层：一般有 4~5 个断层，主要观察侧脑室后角和小脑的形态、位置及其变化；同时辨认顶枕沟，以区分顶叶与枕叶，为临床上小脑幕切迹疝和小脑扁桃体疝的影像诊断提供形态学依据。

3. 头部连续矢状断层

（1）经外侧沟外侧份的矢状断层

头部矢状断层标本

断层特点：外侧沟、中央沟、颞上沟、颞下沟都出现。额叶有中央前回、额中回和额下回，顶叶有中央后回、缘上回和角回。

关键结构：中央沟、外侧沟、额下沟、颞上沟、颞下沟、乙状窦、外耳门、中央前回、额中回、额下回、中央后回、缘上回、角回、颞上回、颞中回、颞下回。

（2）经外侧沟中份的矢状断层

断层特点：颞上、下沟消失，枕前切迹、枕叶、小脑幕和小脑半球断面出现。

关键结构：中央沟、外侧沟、额下沟、中央前回、额中回、额下回、缘上回、角回、颞上回、颞中回、颞下回、小脑幕、小脑、横窦、乙状窦。

（3）经岛叶皮质的矢状断层

断层特点：外侧沟后支、缘上回、角回消失，侧脑室下角、岛叶皮质和辐射冠出现。额叶为额上回、额中回和中央前回，额叶底面是眶回，顶叶为中央后回和顶上小叶。

关键结构：中央沟、中央前沟、中央后沟、顶内沟、顶枕沟上端、枕前切迹、海马、岛叶、额下沟、钩束、听辐射、小脑幕、小脑、横窦、乙状窦。

（4）经壳的矢状断层

断层特点：岛叶皮质消失，壳、内囊后肢、顶枕沟和侧脑室三角区出现。

关键结构：中央沟、中央前沟、中央后沟、顶枕沟上端、枕前切迹、海马、外侧沟、屏状核、壳、辐射冠、额上回、眶回、侧脑室三角区及下角。

（5）经内囊膝的矢状断层

断层特点：壳、内囊后肢、辐射冠、海马和侧脑室下角、后角消失，侧脑室中央部、内囊膝和小脑中脚、顶枕沟和距状沟断面出现。额叶下面是直回。

关键结构：中央沟、中央前沟、中央后沟、顶枕沟上端、距状沟、尾状核头、内囊前肢、苍白球、内囊膝、背侧丘脑、侧脑室中央部、额上回、直回、钩、海绵窦、蝶窦、中脑、脑桥、小脑。

（6）头部正中矢状断层左面观

断层特点：为正中矢状面的左面观，中央旁小叶、松果体、第三脑室、中脑水管和第四脑室均显示。

关键结构：胼胝体沟、扣带沟、扣带沟中央旁支、扣带沟边缘支、顶下沟、顶枕沟、距状沟、垂体、松果体、第三脑室、中脑水管、第四脑室、中脑、脑桥、延髓、小脑。

（7）头部正中矢状断层右面观

断层特点：为正中矢状面的右面观，中央旁小叶、松果体、第三脑室、中脑水管和第四脑室均显示。

关键结构：胼胝体、扣带回、额内侧回、中央旁小叶、楔前叶、楔叶、舌回、背侧丘脑、第三脑室、中脑水管、第四脑室、垂体、中脑、脑桥、延髓、小脑。

4. 头部连续冠状断层

头部冠状
断层标本

（1）经额嵴的冠状断层

断层特点：大脑镰、额嵴、额窦和额上、中、下回的断面出现。

关键结构：大脑镰、额嵴、额上回、额中回、额下回、眶回、直回。

（2）经筛骨鸡冠的冠状断层

断层特点：鸡冠和扣带回前部出现，额窦缩小，筛窦断面增大。鸡冠两侧可见筛板及嗅球。

关键结构：大脑镰、鸡冠、嗅球、额上回、额中回、额下回、眶回、直回、筛窦、眶腔、眼球。

（3）经胼胝体膝的冠状断层

断层特点：鸡冠消失，胼胝体膝和外侧沟前支断面出现。

关键结构：胼胝体膝、侧脑室前角、尾状核头、外侧沟前支、额上沟、额下沟、嗅束沟、扣带沟、额上回、额中回、额下回、眶回、直回、胼胝体下区。

（4）经胼胝体嘴的冠状断层

断层特点：胼胝体干、胼胝体嘴、侧脑室前角、尾状核头、岛叶、外侧沟及颞极出现，胼胝体干和胼胝体嘴由透明隔相连，形成倒"工"字形。

关键结构：胼胝体干、胼胝体嘴、透明隔、侧脑室前角、尾状核头、豆状核、额上沟、额下沟、嗅束沟、扣带沟、额上回、额中回、额下回、眶回、直回、视神经。

（5）经垂体的冠状断层

断层特点：视交叉、垂体断面出现，视交叉、垂体和垂体柄形成倒"工"字形。

关键结构：胼胝体干、透明隔、胼胝体嘴、视交叉、垂体柄、垂体、侧脑室前角、尾状核、内囊、豆状核、额上沟、额下沟、额上回、额中回、额下回。

（6）经乳头体的冠状断层

断层特点：垂体、视交叉、胼胝体下区、钩及额下回消失，中央前沟、中央前回、室间孔和乳头体断面出现。内囊膝及内囊后肢出现是中央前回下部出现的解剖标志。

关键结构：胼胝体干、透明隔、穹隆、侧脑室、室间孔、第三脑室、乳头体、脑桥基底部、尾状核、内囊膝、豆状核、外囊、屏状核、最外囊、侧脑室下角及海马。

（7）经红核和黑质的冠状断层

断层特点：乳头体、额中回消失，中央后回、中脑及其内的中脑水管、红核、黑质的断面出现。

关键结构：胼胝体干、穹隆、侧脑室、室间孔、第三脑室、背侧丘脑、中脑红核、黑质、脑桥基底部、延髓、脑桥基底部、额上回、中央前回、中央后回。

（8）经小脑中脚的冠状断层

断层特点：小脑幕、小脑半球、小脑中脚、辐射冠、缘上回和视辐射断面出现。

关键结构：胼胝体干、穹隆、侧脑室、室间孔、第三脑室、尾状核、背侧丘脑、中脑、脑桥、延髓、小脑中脚、内囊后肢、外囊、视辐射、中央前回、中央后回、缘上回。

（9）经松果体和四叠体的冠状断层

断层特点：切及松果体和四叠体。

关键结构：大脑沟、回，松果体，四叠体。

（10）经胼胝体压部的冠状断层

断层特点：中脑、脑桥消失，距状沟前部、齿状核、舌回、第四脑室和小脑扁桃体断面出现。

关键结构：中央沟、中央后沟、外侧沟、扣带沟、胼胝体压部、中央前回、中央后回、缘上回、颞上回、颞中回、颞下回、小脑幕、小脑半球、小脑扁桃体。

（11）经蚓垂的冠状断层

断层特点：中央后回、齿状核、第四脑室和延髓消失，直窦、横窦、蚓垂和小脑延髓池断面出现。

关键结构：大脑镰、小脑幕、上矢状窦、直窦、横窦、顶枕沟、距状沟、小脑半球、蚓垂。

（12）经蚓锥体的冠状断层

断层特点：大脑镰和小脑幕形成倒"T"字形，侧脑室后角和蚓垂消失，蚓锥体和枕外侧回出现。

关键结构：大脑镰、小脑幕、上矢状窦、直窦、横窦、顶枕沟、距状沟、小脑半球、蚓锥体。

（13）经窦汇的冠状断层

断层特点：窦汇出现，颅内大脑半球及小脑半球左右分开，形成四个断面。

关键结构：大脑半球、小脑半球、窦汇、横窦。

5. 影像学实验 在阅片灯上，对照观察颅脑 CT、MRI（横、矢、冠）图像：

（1）颅骨、脑主要沟回、基底核区、脑室、蝶鞍区。

（2）成对脑池：大脑纵裂池、大脑外侧窝池、大脑脚池、环池、脑桥小脑角池。

（3）不成对脑池：

背侧：胼胝体周缘池、帆间池、大脑大静脉池、四叠体池、小脑上池、小脑延髓池、小脑溪。

腹侧：终板池、交叉池、脚间池、桥池、延池。

（4）颌面部（眶、颞骨、鼻、鼻旁窦、咽、口底、唾液腺、筋膜及其间隙）。

【实验技能】

矢状断层上大脑沟回的辨认方法

在矢状断层上，外侧沟为脑沟中最深的一条沟，自前下斜向后上 3 ~ 4 个冠状断层。外侧沟以上的组织为额叶和顶叶，以下的组织是颞叶和枕叶；外侧沟深面的脑回为岛叶皮质。缘上回包绕于外侧沟末端，出现于表浅的 2 ~ 3 个冠状断层上。中央沟在外侧部的矢状断层上位于大脑半球上缘的中份偏前，随着冠状断层向中线移动则中央沟逐渐移至大脑半球上缘的中份稍偏后。顶枕沟出现于正中矢状面及其相邻的左、右侧断面上，位于大脑半球中份的后方，较深，自后上斜向前下，分隔其前方的顶叶与后方的枕叶。顶状沟前、后方的脑回分别为楔前叶和楔叶。在正中矢状面以外的矢状断层上顶枕沟消失，其位置相当于侧脑室下角下壁上的海马长轴延长线与大脑半球表面相交处的脑沟，据此脑沟可区分上方顶叶的顶上小叶与下方的枕叶。距状沟较顶枕沟稍浅，呈弧形，自前下斜向后下走行，与顶枕沟相交，以相交处为界分距状沟为前、后两部分。

（杨吉平，周思）

实验三　脑血管的应用解剖

实验三导入

【目的和要求】

（1）掌握脑血管的特点、脑动脉系统的组成。

（2）掌握颈内动脉的起始、行程、分段、主要分支和分布范围。

（3）掌握椎动脉的起始、分段、颅内主要分支和分布范围。

（4）掌握基底动脉的主要分支和分布范围。

（5）掌握大脑动脉环的组成、位置和功能。

（6）熟悉大脑静脉的组成和回流途径；大脑浅静脉、大脑深静脉的名称及收集范围；脑底静脉环的构成。

【实验教具】

1. 标本

（1）带脑血管的完整脑标本（乳胶灌注血管）。

（2）带脑血管的脑正中矢状切标本（乳胶灌注血管）。

（3）颈深层结构和颅底（示椎动脉和颈内动脉）。

（4）颅脑的横断断层，层厚 10 mm。

（5）颅脑的冠状断层，层厚 10 mm。

（6）颈部横断层标本。

2. 模型

（1）脑的血管。

（2）基底核区的血管分布。

（3）大脑浅静脉。

（4）大脑深静脉。

（5）脑底静脉环。

3. 挂图　头颈部深层的血管及神经；大脑半球的动脉；脑底的动脉；硬脑膜及硬脑膜窦；颅内、外静脉交通及脑的静脉。

4. X 线、CT 和 MRI 图像

（1）颈内动脉和椎动脉造影的正、侧位 X 线片。

（2）颅脑的横断层 CT 图像。

（3）颅脑的横断层、冠状断层 MRI 图像。

5. **在线资源**　学堂在线慕课《断层解剖学》。

【实验指导】

1. **脑血管观察**

（1）脑血管标本和模型观察：颈内动脉、椎动脉、大脑前、中、后动脉的分段名称、分支、行径和分布。

（2）脑横断层标本观察：在脑的横断层标本上观察颈内动脉、椎动脉及大脑前、中、后动脉各段的表现。

2. **影像学实验**　在阅片灯上，观察脑 MRI T_2 加权像（横、矢、冠），辨认颈内动脉、椎动脉及大脑前、中、后动脉各段的表现。

（吴德野，段逸）

实验四　颈部断层解剖

【目的和要求】

（1）掌握颈部连续横断层解剖。

（2）掌握喉和甲状腺的连续断层解剖。

（3）掌握颈部筋膜和筋膜间隙。

（4）熟悉颈部连续矢、冠状断层解剖。

（5）熟悉颈部重要器官的 CT、MRI 图像。

【实验教具】

1. 标本

（1）颈部整体标本（充分暴露颈深部结构）。

（2）寰枕关节和寰枢关节（带软组织）。

（3）喉（整体、正中矢状切和后正中线切开）。

（4）颈部的连续横断层，层厚 10 mm。

2. 模型

（1）喉软骨及其连结。

（2）喉腔。

（3）人体头颈部横断层模型。

3. 挂图　头颈部正中矢状切；咽腔（后面观）；喉的软骨及韧带；喉腔及声带；甲状腺及甲状旁腺。

4. CT 和 MRI 图像

（1）颈部横断层的 CT 图像。

（2）颈部横断层的 MRI 图像。

5. 在线资源　学堂在线慕课《断层解剖学》。

【实验指导】

1. 颈部器官的观察方法

（1）颈部器官的分段及器官配布规律：颈部一般以通过甲状软骨上缘和第 4 颈椎体下缘平面为界分为上、下两部分，第 4 颈椎下缘以上为上颈部，主要特征是前方有颌面结构；第 4 颈椎下缘以下为下颈部，主要特征是前方有喉和甲状腺等颈部固有器官。

颈部器官结构的分布具有一定规律性，喉与气管、咽与食管和甲状腺等器官被颈筋膜中层包裹，位于颈前部，形成内脏格；颈深肌群、脊柱、臂丛的根和颈交感干等藏于颈筋膜深层之内，位于颈后部，构成支持格，对颈部器官有支持作用；内脏格和支持格之间的左、右侧有颈动脉鞘所包绕颈总动脉（或颈内动脉）、颈内静脉和迷走神经，形成血管格；斜方肌、胸锁乳突肌和舌骨下肌群共同包被于颈筋膜浅层内，是颈部的套状结构。

（2）颈部横断层观察方法：拿到横断层标本或模型后首先要区分标本或模型是颈上部还是颈下部的横断层，然后根据的横断层的典型特征区分的横断层的位置，对照教材及实验指导进行器官和结构观察辨认。颈上部的横断层主要观察颌面部器官、鼻咽、口咽及其周围筋膜间隙、颈动脉鞘内的结构；颈下部的横断层主要是辨认喉的结构、甲状腺、颈动脉鞘和筋膜间隙。在一个断层中，先区分内脏格、血管格和支持格，找到各格内的主要结构，然后再观察周围结构。部分结构（如迷走神经）可能在标本和影像图片上显示不佳，但要注意辨认其位置。

2. 颈部连续断层标本观察

（1）经寰枕关节的横断层

断层特点：寰椎上关节凹与枕髁构成寰枕关节，关节断面呈弧形。

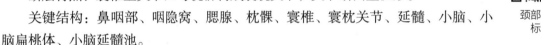

颈部断层标本

关键结构：鼻咽部、咽隐窝、腮腺、枕髁、寰椎、寰枕关节、延髓、小脑、小脑扁桃体、小脑延髓池。

（2）经寰枢正中关节的横断层

断层特点：寰椎侧块、枢椎齿突及寰枢正中关节断面出现。

关键结构：上牙槽、舌、腭、鼻咽、寰枢关节、延髓、小脑扁桃体、椎动脉、椎静脉、颈动脉鞘、腮腺、咬肌、下颌支、翼内肌、翼下颌间隙、咬肌间隙。

（3）经枢椎体的横断层

断层特点：出现长条形、前面中部略突的枢椎体断面。

关键结构：舌、口咽、腭扁桃体、枢椎体、脊髓、颈动脉鞘、腮腺、咬肌、下颌支、翼内肌。

（4）经第3颈椎体的横断层

断层特点：第3颈椎体断面出现，近似圆形。

关键结构：下颌体、颏舌肌、口咽、第3颈椎体、脊髓、椎动脉、椎静脉、颈动脉鞘、咽后间隙、胸锁乳突肌、腮腺、咬肌。

（5）经舌骨大角的横断层

断层特点：舌骨大角和会厌上缘断面出现。

关键结构：下颌骨、颏舌肌、下颌下腺、舌扁桃体、舌骨大角、颈总动脉、会厌软骨、第3颈椎体、颈内外动脉、椎动脉、椎静脉。

（6）经舌骨体的横断层

断层特点：颌面结构、口咽及咽旁间隙消失，舌骨体、会厌软骨和喉咽断面出现。

关键结构：舌骨体、会厌前间隙、喉咽、梨状隐窝、舌骨体、颈椎间盘、脊髓、颈动脉鞘、胸锁乳突肌、颈外静脉。

（7）经甲状软骨上份的横断层

断层特点：舌骨消失，甲状软骨板和喉前庭断面出现。甲状软骨断面呈"八"字形，是断层影像解剖学上确认喉腔的标志；喉前庭、杓间切迹和喉咽部形成"工"字形。

关键结构：甲状软骨、会厌前间隙、喉咽部、梨状隐窝、第4颈椎体、脊髓、颈动脉鞘、胸锁乳突肌、颈外静脉。

（8）经甲状软骨中份的横断层

断层特点：会厌软骨、会厌前间隙及喉前庭消失，喉中间腔及甲状腺断面出现。

关键结构：甲状软骨、甲状腺、喉中间腔、声门旁间隙、喉咽部及梨状隐窝、咽后间隙、颈动脉鞘及鞘内结构、颈部筋膜。

（9）经声襞和环状软骨板的横断层

断层特点：甲状软骨板、杓状软骨和喉中间腔消失，声襞、环状软骨板和甲状软骨下角断面出现。

关键结构：舌骨下肌群、环甲肌、声襞、声门下腔、环状软骨板、甲状腺、颈动脉鞘、椎动脉、椎静脉、椎管、脊髓。

（10）经环状软骨弓的横断层

断层特点：声门下腔和环形的环状软骨出现。

关键结构：舌骨下肌群、环状软骨、声门下腔、喉咽、甲状腺侧叶、颈动脉鞘、前斜角肌、中后斜角肌、臂丛。

（11）经第1肋头的横断层

断层特点：环状软骨弓、声门下腔和喉咽消失，气管和食管断面出现、第1肋及第1胸椎体断层出现。

关键结构：舌骨下肌群、气管、食管、甲状腺、颈动脉鞘、臂丛、第1肋、第1胸椎体上份。

（12）经肺尖的横断层（第1胸椎体下份）

断层特点：甲状腺消失，肺尖和颈根部结构出现。

关键结构：气管、食管、颈内静脉、颈外静脉、锁骨下静脉、颈总动脉、锁骨下动脉、肺尖。

（13）经颈静脉切迹的横断层

断层特点：颈静脉切迹断面出现，左、右头臂静脉开始合成。

关键结构：颈静脉切迹、气管、食管、颈内静脉、锁骨下静脉、颈总动脉、锁骨下动脉、肺尖。

3. 影像学实验　在阅片灯上，对照观察以下结构。

（1）颈部的连续横断层CT、MRI图像。

（2）喉的典型CT图像。

（成家茂，龚志婷）

实验五　纵隔断层解剖

实验五导入

【目的和要求】

（1）掌握上纵隔主要结构的排列及其在断面上的变化规律。

（2）掌握纵隔连续横断层上主要结构的形态特点。

（3）熟悉纵隔各冠状断层和矢状断层的主要结构的位置和形态。

（4）熟悉纵隔（大血管、主动脉肺动脉窗、心包窦、心包隐窝、心）及肺的 CT、MRI 图像。

【实验教具】

1. 标本

（1）在体纵隔（打开心包）。

（2）纵隔侧面观。

（3）游离心（打开心腔）。

（4）纵隔的连续横断层标本，层厚 10 mm。

2. 模型

（1）纵隔。

（2）纵隔淋巴结。

（3）胸部横断层模型。

3. 挂图
心的位置；纵隔（左、右侧面观）；胸腔后壁；心腔；气管及支气管淋巴结；心包及心的体表投影。

4. X 线、CT 和 MRI 图像

（1）胸部 X 线正位片。

（2）胸部纵隔窗的 CT 横断层图像。

（3）胸部 MRI 横断层图像。

5. 在线资源
学堂在线慕课《断层解剖学》。

【实验指导】

1. 胸部表面解剖
在活体上寻找颈静脉切迹、胸骨角、剑突、肋弓等体表标志。

2. 纵隔整体观察
在纵隔的标本和模型上观察纵隔的位置、境界和分区，各区的主要结构及相互位置关系。

3. 连续横断层标本观察

（1）纵隔结构观察的注意事项

1）纵隔的横断面以主动脉弓上缘和肺动脉口为标志分为上、中、下三部分。纵隔上部断层位于主动脉弓上缘以上，主要特征是以纵向管道为主，结构较少，由前到后共分5层。实习时需逐一辨认各层结构；中部断层是从主动脉弓上缘到肺动脉干起始处的横断层（即主动脉肺动脉窗所在的横断层），层次结构从前到后共有4层（静脉和动脉位于一层），此部分断层管道较多，辨认较为困难；下部断层为肺动脉口以下的横断层，分为前、中、后纵隔，主要是观察中纵隔内心和心包的形态结构，后纵隔结构具有连续性，观察起来较容易。

2）实习时首先根据横断层上的典型结构来确定断层的大体位置，再根据教材描述寻找断层标本上的主要器官，并从上、下断面连续追踪和观察各器官，从而掌握各器官的位置和形态的变化规律。

3）对于重点平面器官的形态和位置进行重点学习记忆。

（2）纵隔连续横断层标本观察

胸部断层
标本

1）经胸锁关节横断层

断层特点：胸锁关节出现，左、右头臂静脉较颈根部的横断层向中线靠近。

关键结构：胸锁关节、头臂静脉、头臂干、左颈总动脉、左锁骨下动脉、气管、食管、胸导管、肺尖。

2）经上腔静脉起始处的横断层

断层特点：左、右头臂静脉汇合形成上腔静脉，头臂干自右侧移至中线。

关键结构：第1肋软骨、左右头臂静脉、头臂干、左颈总动脉、左锁骨下动脉、气管、食管、胸导管、左右肺上叶、第3胸椎体。

3）经主动脉弓上份的横断层

断层特点：主动脉弓三大分支消失，"腊肠样"的主动脉弓断面出现。

关键结构：胸骨柄、胸腺、上腔静脉、主动脉弓、心包上隐窝、气管、食管、第4胸椎体、两肺上叶。

4）主动脉弓下份的横断层

断层特点：左头臂静脉和气管消失，奇静脉弓和气管杈断面出现，主动脉弓断面较规则。

关键结构：胸骨柄、胸腺、上腔静脉、奇静脉弓、主动脉弓、气管杈、食管、胸导管。

5）经主动脉肺动脉窗的横断层

断层特点：主动脉弓和气管消失，主动脉肺动脉窗、左、右主支气管和气管隆嵴下间隙出现。主动脉肺动脉窗是横断层上左肺门出现的标志，也是纵隔四分法中上、下纵隔的分界。

关键结构：胸骨角、血管前间隙、上腔静脉、升主动脉、心包上隐窝、主动脉肺动脉窗、左右主支气管、奇静脉、食管、胸主动脉、第5胸椎体。

6）经左肺动脉上份的横断层

断层特点：左肺动脉上份和左肺门断面出现。左肺动脉是右肺上叶支气管出现的标志结构。

关键结构：胸腺、上腔静脉、升主动脉、降主动脉、左肺动脉、左主支气管、右主支气管、右肺上叶支气管、奇静脉、食管、胸主动脉。

7）经右肺动脉上份的横断层（肺动脉杈的横断层）

断层特点：右肺上叶动脉和右肺上叶支气管消失，肺动脉干和右肺动脉断面出现。肺动脉干及左、右肺动脉三者呈"人"字形，是断层影像上的标志性结构。

关键结构：上腔静脉、升主动脉、肺动脉干、左肺动脉、右肺动脉、中间支气管、左主支气管、奇静脉、食管、胸主动脉、两肺斜裂。

8）经右肺动脉下份的横断层

断层特点：左肺动脉消失，右心耳、叶间动脉和左肺上叶支气管出现。

关键结构：上腔静脉、升主动脉、肺动脉干、右肺动脉、右肺中间支气管、左主支气管、左肺上叶支气管、奇静脉、食管、胸主动脉。

9）经左上肺静脉的横断层

断层特点：右肺动脉、叶间动脉、中间支气管和左主支气管消失，右肺中、下叶支气管和左肺上、下叶支气管、左上肺静脉出现。

关键结构：上腔静脉和右心耳、升主动脉、肺动脉干、左上肺静脉、右上肺静脉、左肺上叶支气管、左肺下叶支气管、左肺下叶动脉、右肺中叶支气管、右肺下叶支气管、右肺下叶动脉、奇静脉、食管、胸主动脉。

10）经右上肺静脉的横断层

断层特点：左上肺静脉和肺动脉干消失，肺动脉口和左心房断面出现。

关键结构：上腔静脉、右心房、升主动脉、肺动脉口、右上肺静脉、左心房、奇静脉、食管、胸主动脉、心包横窦。

11）经左、右下肺静脉的横断层

断层特点：升主动脉、肺动脉口和右上肺静脉消失，右心室、上腔静脉口和左、右下肺静脉断面出现。

关键结构：右心房、右心室、升主动脉、左心房、左右下肺静脉、肺门区的结构。

12）经主动脉口的横断层

断层特点：升主动脉、心包横窦和左、右下肺静脉消失，主动脉口、底段总静脉和心包斜窦出现。

关键结构：右心房、右心室、主动脉口、左心房、奇静脉、食管、胸主动脉、心包斜窦。

13）经左、右房室口的横断层

断层特点：左心房、左心室、右心房、右心室、左房室口、右房室口都出现。

关键结构：左心房、左心室、右心房、右心室、左房室口、右房室口、房间隔、室间隔。

14）经右房室口中份的横断层

断层特点：左心房和心包斜窦消失，冠状窦断面出现。

关键结构：右心房、右心室、左心室、冠状窦、奇静脉、食管、胸主动脉。

15）经右房室口下份的横断层

断层特点：纵隔右侧出现膈穹和肝的断面。

关键结构：右心房、右心室、左心室、冠状窦、膈、肝、奇静脉、食管、胸主动脉。

16）经下腔静脉口的横断层

断层特点：右房室口消失，下腔静脉口出现。

关键结构：右心房、右心室、左心室、冠状窦、下腔静脉口、膈和肝。

4. 影像学实验　在阅片灯上，对照观察。

（1）胸部 CT 纵隔窗（心、心包窦与心包隐窝、大血管、纵隔间隙）及 MRI 图像。

（2）纵隔（心、心包窦与心包隐窝、大血管、纵隔间隙）的矢、冠状 MRI 图像。

（3）第一、二肺门 CT 的肺窗图像。

（邹智荣，郭宣材）

实验六　　胸部淋巴结和肺段解剖

实验六导入

【目的和要求】

（1）掌握胸腔内 1～14 区淋巴结的名称、位置和在各断层的表现。

（2）熟悉肺内管道的应用解剖。

（3）掌握肺段的概念，左、右肺各肺段的名称。

（4）掌握肺段支气管的断面表现、在横断面上划分肺段的标志性结构及肺段在主要层面上的分布。

（5）熟悉肺段在连续横断层上的划分。

（6）熟悉纵隔（大血管、主动脉肺动脉窗、心包窦、心包隐窝、心）及肺的 CT、MRI 图像。

【实验教具】

1.　标本

（1）游离左、右肺（示肺门结构）。

（2）在体肺（示胸膜、肺韧带和肋膈隐窝）。

（3）支气管树。

（4）肺动脉和肺静脉的管道铸型。

（5）胸部肺的连续横断层，层厚 10 mm。

（6）胸部矢状及冠状断层标本。

2.　模型

（1）支气管肺段。

（2）纵隔（示肺根结构、肋膈隐窝）。

（3）胸部横断层模型。

3.　挂图　肺的内侧面，支气管及肺段，肺和胸膜，胸膜及肺的体表投影。

4.　X 线、CT 和 MRI 图像

（1）支气管碘油造影 X 线片。

（2）肺部 CT 的轴位扫描图像。

（3）肺部 MRI 横断层图像。

5.　在线资源　学堂在线慕课《断层解剖学》。

【实验指导】

1. **胸部淋巴结 IASLC 分区法**　首先结合教材和实验指导认识胸部淋巴结分区方法演变，熟悉 IASLC 分区法的依据，分区的标志线，结合 IASLC 分区图弄清各组淋巴结的位置。然后在断层标本上确认各组淋巴结。

2. **肺段的划分**　首先，学习左、右肺的分叶和分段的基本情况；其次，认识并在断层标本上寻找肺段区分的标志性结构；再次，明确一些标志性层面上可能出现的肺段；最后，在胸部连续断层标本上寻找标志性结构并划分肺段。

肺段划分的顺序是：①辨认左肺和右肺；②初步判断断层位置，寻找肺裂，划分肺叶；③根据平面位置，判断可能出现的肺段；④寻找标志性结构划分肺段。

3. **肺内结构观察**

（1）经上腔静脉合成处的横断层

断层特点：经上腔静脉合成处。

分段方法：为主动脉弓以上断层，仅有右肺尖段和左肺尖后段。

（2）经主动脉弓上份的横断层

断层特点：经主动脉弓上份，主动脉弓边缘不规则，呈"腊肠状"。

分段方法：右肺以后段静脉根部与尖段静脉的连线分隔尖段和外侧的前段与后段，前段与后段以通过尖段静脉的延长线分隔；左肺以尖后段静脉分隔 S_{1+2} 和 S_3。

（3）经主动脉弓下份的横断层

断层特点：经主动脉弓下份，主动脉弓边缘较平滑。

分段方法：右肺以后段静脉根部与尖段静脉的连线分隔尖段和外侧的前段与后段，前段与后段以通过尖段静脉的延长线分隔；左肺以尖后段静脉的长轴分隔 S_{1+2} 和 S_3。

（4）经主动脉肺动脉窗的横断层

断层特点：右肺上叶支气管出现，右肺尖段消失。右肺上叶支气管出现是右肺尖段消失的标志。

分段方法：右肺以后段静脉延长线区分 S_2 和 S_3，左肺以尖后段静脉区分 S_3 和 S_{1+2}。

（5）经左肺动脉上份的横断层

断层特点：斜裂出现，后方为下叶上段 S_6。

分段方法：右肺以后段静脉段间支区分 S_3 和 S_2，斜裂后为 S_6；左肺以尖后段静脉段间支区分 S_3 和 S_{1+2}，斜裂后为 S_6。

（6）经右肺动脉上份的横断层

断层特点：右肺动脉上份出现，肺动脉干与左、右肺动脉形成三叶草形。

分段方法：右肺以后段静脉段间支区分 S_3 和 S_2，斜裂后为 S_6；左肺以左上肺静脉区分 S_3 和 S_{1+2}，斜裂后为 S_6。

（7）经右肺动脉下份的横断层

断层特点：右肺水平裂出现，左、右肺后段（S_2）均消失，S_4 出现。

分段方法：右肺以水平裂和斜裂区分 S_3、S_4 和 S_6；左肺以前段静脉区分 S_3 和 S_4，斜裂后为 S_6。

（8）经左上肺静脉的横断层

断层特点：左上肺静脉出现，肺段区分同上一断层。

分段方法：右肺以水平裂和斜裂区分 S_3、S_4 和 S_6；左肺以前段静脉下支区分 S_3 和 S_4，斜裂后为 S_6。

（9）经右上肺静脉的横断层

断层特点：右上肺静脉、外侧段静脉和上段静脉出现，右肺中叶分为外侧段 S_4 和内侧段 S_5；左肺 S_3 消失，靠肺门处中部出现舌静脉干区分上舌段 S_4 和下舌段 S_5。

分段方法：右肺水平裂以前为 S_3，水平裂和斜裂之间为中叶，以外侧段静脉区分 S_4 和 S_5，斜裂后为 S_6；左肺以舌静脉干的长轴至肺表面的连线区分上舌段 S_4 和下舌段 S_5，斜裂后为 S_6。上段静脉（V_6）是右肺下叶上段和各底段的划分标志，此层面以下上段消失，各底段出现。

（10）经左、右下肺静脉的横断层

断层特点：右肺水平裂和 S_3 消失，上段消失，各底段出现。

分段方法：斜裂前方为中叶，以外侧段静脉延长线区分 S_4 和 S_5，斜裂后为各底段，以相对"乏血管区"划分各底段；左肺斜裂前为上叶，以上舌段静脉区分上舌段 S_4 和下舌段 S_5，斜裂后为各底段，以相对"乏血管区"划分各底段。

（11）经主动脉口的横断层

断层特点：纵隔内主动脉口出现。

分段方法：斜裂前方为中叶，以外侧段静脉延长线区分 S_4 和 S_5，斜裂后为各底段，以经底段上、下静脉的弧线分出内侧底段，以相对"乏血管区"划分其他底段 $S_8 \sim S_{10}$；左肺斜裂前为上叶，以上舌段静脉区分上舌段 S_4 和下舌段 S_5，斜裂后为下叶各底段，以内侧前底段静脉区分 S_{7+8} 和 S_9，以相对"乏血管区"划分 S_9 和 S_{10}。

（12）经左、右房室口的横断层

断层特点：纵隔内出现左、右房室口，左肺上舌段（S_4）消失。

分段方法：右肺斜裂前方为中叶，以外侧段静脉区分 S_4 和 S_5，斜裂后为各底段，以食管与底段上、下静脉的连线分出内侧底段，以底段上、下静脉的延长线划分其他底段 $S_8 \sim S_{10}$；左肺斜裂前为上叶下舌段 S_5，斜裂后为各底段，以内侧前底段静脉和外侧底段静脉的延长线划分各底段。

（13）经右房室口中份的横断层

断层特点：纵隔内左心房消失，右肺外侧段（S_4）消失。

分段方法：右肺斜裂前方为中叶内侧段 S_5，斜裂后为各底段，以额外肺裂形成的弧线分出内侧底段 S_7，以相对"乏血管区"和底段下静脉的延长线划分其他底段 $S_8 \sim S_{10}$；左肺斜裂前为上叶下舌段 S_5，斜裂后为各底段，以内侧前底段静脉和外侧底段静脉的延长线划分各底段。

（14）经右房室口下份横断层

断层特点：右侧膈穹及肝右叶上份出现。

分段方法：右肺斜裂前方为中叶内侧段 S_5，斜裂后为下叶各底段，以额外肺裂形成的弧线分出内侧底段 S_7，以相对"乏血管区"和底段下静脉的延长线划分其他底段 $S_8 \sim S_{10}$；左肺斜裂前为上叶下舌段 S_5，斜裂后为各底段，以内侧前底段静脉和外侧底段静脉的延长线划分各底段。

【实验技能】

1. 胸部主要横断层上出现的肺段

标志层面	右肺肺段	左肺肺段
主动脉弓以上	S_1	S_{1+2}
主动脉弓	S_1、S_2、S_3	S_{1+2}、S_3
主动脉肺动脉窗	S_2、S_3、S_6	S_{1+2}、S_3、S_6
右肺上叶支气管	S_2、S_3、S_6	S_{1+2}、S_3、S_6
左肺上叶支气管	S_3、S_4、S_6	S_3、S_4、S_6
中（舌）支气管	S_4、S_5、S_6	S_4、S_5、S_6
基底干支气管	$S_4 \sim S_5$、$S_7 \sim S_{10}$	$S_4 \sim S_5$、$S_{7+8} \sim S_{10}$
左、右下肺静脉	$S_4 \sim S_5$、$S_7 \sim S_{10}$	$S_4 \sim S_5$、$S_{7+8} \sim S_{10}$
底段上、下静脉	S_5、$S_7 \sim S_{10}$	S_5、$S_{7+8} \sim S_{10}$

2. 肺段区分的标志性结构

（1）右肺上叶的尖段静脉下支为段间支，可区分尖段与前段。后段静脉的段间支在经过上叶支气管处分为前段支气管和后段支气管，其夹角处可区分尖段与后段；在尖段消失后的横断层面上，后段静脉的段间支可区分后段与前段。

（2）右肺中叶的外侧段静脉段间支可区分外侧段与内侧段。

（3）左肺上叶的尖后段静脉段间支可区分尖后段与前段；前段静脉下支为段间支，可区分前段与上舌段。上舌段静脉穿行于上、下舌段支气管之间的段间支，可区分上舌段与下舌段。

（4）左、右肺下叶上段静脉的内、外侧支为段间支，可区分上段与各底段。在各底段的上、下部层面上，以各底段支气管及伴行动脉之间的相对"乏血管区"作为分段标志。在各底段的中部层面上，右肺以底段上静脉区分前底段与外侧底段，底段下静脉区分外侧底段与后底段；右肺内侧底段靠近肺的纵隔面，以相对"乏血管区"与其他底段相区分。左肺以内侧前底段静脉区分内侧前底段与外侧底段，外侧底段静脉区分外侧底段与后底段。

（吴江东，荆永光）

实验七　　腹部断层解剖 I

【目的和要求】

（1）掌握上腹部的连续横断层解剖，熟悉其 CT、MRI 图像。

（2）掌握肝段的概念、划分方法、肝裂在横断层上的识别、肝段在典型横断层上的划分。

（3）熟悉肝的 B 超、CT、MRI 图像。

【实验教具】

1. 标本

（1）在体肝：显示肝的位置。

（2）游离肝：显示肝的分叶。

（3）肝内管道铸型。

（4）上腹部的连续横断层标本，层厚 10 mm。

2. 模型

（1）肝段。

（2）肝内胆管。

（3）腹部的连续横断层模型。

3. 挂图　肝，肝段及肝内管道，上腹部器官及腹腔动脉，腹腔正中矢状切。

4. CT 和 MRI 图像

（1）上腹部 CT 横断层图像。

（2）上腹部 MRI 横断层图像。

5. 在线资源　学堂在线慕课《断层解剖学》。

【实验指导】

1. 腹部连续横断层标本观察

（1）经第二肝门的横断层

断层特点：层面包括胸腔结构和腹腔结构，腹腔结构由右向左有肝、胃和脾。下腔静脉周围可见肝左、中、右静脉同时出现。

关键结构：第二肝门、肝左静脉、肝中静脉、肝右静脉、食管、胃。

肝分段方法：自肝中静脉长轴至下腔静脉左前壁的连线为正中裂，分开左内叶上段（S_{IVa}）

与右前叶上段（$S_{\text{Ⅷ}}$）；通过下腔静脉中心的矢状线偏右10°为左叶间裂，分隔左内叶上段（$S_{\text{Ⅳa}}$）与左外叶（$S_{\text{Ⅱ}}+S_{\text{Ⅲ}}$）。肝左静脉的长轴至胃压迹的连线为左段间裂，分隔左外叶上段（$S_{\text{Ⅱ}}$）与下段（$S_{\text{Ⅲ}}$）。肝右静脉长轴的延长线为右叶间裂，分隔右前叶上段（$S_{\text{Ⅷ}}$）和右后叶上段（$S_{\text{Ⅶ}}$）。下腔静脉后方的肝组织为尾状叶。

（2）经食管裂孔的横断层

断层特点：第二肝门消失，镰状韧带、静脉韧带裂和食管腹段断面出现。

关键结构：镰状韧带，静脉韧带裂，食管，肝左、中、右静脉，冠状韧带。

肝分段方法：自肝中静脉长轴至下腔静脉左前壁的连线为正中裂，分开左内叶上段（$S_{\text{Ⅳa}}$）与右前叶上段（$S_{\text{Ⅷ}}$）；自镰状韧带至下腔静脉左前壁的连线为左叶间裂，分隔左内叶上段（$S_{\text{Ⅳa}}$）与左外叶（$S_{\text{Ⅱ}}+S_{\text{Ⅲ}}$）。肝左静脉至胃压迹的连线为左段间裂，分隔左外叶上段（$S_{\text{Ⅱ}}$）与下段（$S_{\text{Ⅲ}}$）。肝右静脉长轴至下腔静脉右前壁的连线为右叶间裂，分隔右前叶上段（$S_{\text{Ⅷ}}$）和右后叶上段（$S_{\text{Ⅶ}}$）。从静脉韧带裂右端至下腔静脉右前壁的弧形线为背裂，分开尾状叶（$S_{\text{Ⅰ}}$）和左内叶上段（$S_{\text{Ⅳa}}$）及右前叶上段（$S_{\text{Ⅷ}}$）。

（3）经贲门的横断层

断层特点：食管消失，贲门的断面等结构出现。

关键结构：贲门、肝、胃、脾。

肝分段方法：自肝中静脉至下腔静脉左前壁的连线为正中裂，分隔左内叶上段（$S_{\text{Ⅳa}}$）与右前叶上段（$S_{\text{Ⅷ}}$）；自镰状韧带至下腔静脉左前壁的连线为左叶间裂，分隔左内叶上段（$S_{\text{Ⅳa}}$）与左外叶（$S_{\text{Ⅱ}}+S_{\text{Ⅲ}}$）。自肝左静脉至胃压迹的连线为左段间裂，分隔左外叶上段（$S_{\text{Ⅱ}}$）与下段（$S_{\text{Ⅲ}}$）。肝右静脉至下腔静脉右前壁的连线为右叶间裂，分隔右前叶上段（$S_{\text{Ⅷ}}$）和右后叶上段（$S_{\text{Ⅶ}}$）。从静脉韧带裂右端至下腔静脉右前壁的弧形线为背裂，分开尾状叶（$S_{\text{Ⅰ}}$）与左内叶上段（$S_{\text{Ⅳa}}$）及右前叶上段（$S_{\text{Ⅷ}}$）。

（4）经肝门静脉左支角部的横断层

断层特点：静脉韧带裂内小网膜消失，肝门静脉左、右支和第三肝门、肾上腺断面出现。

关键结构：肝门静脉左支角部，肝门静脉左、右支和第三肝门，肝，胃，脾。

肝分段方法：同"经贲门的横断层"。

（5）经肝门静脉左支矢状部的横断层

断层特点：经肝门静脉左支矢状部。

关键结构：肝门静脉左支矢状部、肝、胃、脾。

肝分段方法：同"经贲门的横断层"。

（6）经肝门的横断层

断层特点：脾门和肝门静脉左支角部消失，肝门静脉及其右支出现、肝圆韧带裂、胰尾出现。

关键结构：肝、肝门结构、胃幽门部、胰、结肠、肾和脾。肝门静脉及其右支是肝门出现有标志。

肝分段方法：自肝中静脉至下腔静脉左前壁的连线分开左内叶下段（$S_{\text{Ⅳb}}$）与右前叶上段（$S_{\text{Ⅷ}}$）；肝圆韧带裂为自然形成的左叶间裂，分隔左内叶下段（$S_{\text{Ⅳb}}$）与左外叶下段（$S_{\text{Ⅲ}}$）。肝右静脉至下腔静脉右前壁的连线为右叶间裂，分隔右前叶上段（$S_{\text{Ⅷ}}$）和右后叶上段（$S_{\text{Ⅶ}}$）。从肝门右端至下腔静脉右前壁的弧形线分开尾状叶（$S_{\text{Ⅰ}}$）和右后叶上段（$S_{\text{Ⅶ}}$）。

肝门平面为肝分段的转折平面，此平面开始左外叶为其下段（$S_{\text{Ⅲ}}$），左内叶为左内叶下段

（S_{IVb}）。此平面以下，右前叶、右后叶均为其下段，即（S_V）和（S_{VI}）。

（7）经胆囊窝的横层面

断层特点：肝门和尾状叶乳头突消失，胆囊、十二指肠球、幽门和右肾脂肪囊出现。

关键结构：胆囊，肝蒂，肝门右切迹，左、右肾上腺，脾，胃脾韧带。

肝分段方法：自胆囊长轴至下腔静脉左前壁的连线为正中裂，分开左内叶下段（S_{IVb}）与右前叶下段（S_V）；肝圆韧带裂分隔左内叶下段（S_{IVb}）与左外叶下段（S_{III}）。肝右静脉至下腔静脉左前壁的连线为右叶间裂，分隔右前叶下段（S_V）和右后叶下段（S_{VI}）。从胆囊至下腔静脉右前壁的弧形线分开尾状叶（S_I）和右前叶下段（S_V）。

（8）经肠系膜上动脉的横层面

断层特点：左肾上腺消失，右肾、胰和肠系膜上动脉起始处断面出现。

关键结构：肠系膜上动脉、门腔间隙、胰、网膜囊。

肝分段方法：与"经胆囊窝的横层面"相似。

（9）经肝门静脉合成处的横层面

断层特点：肝左外叶、尾状叶、幽门和十二指肠球部消失，肝门右切迹和右肾断面出现，脾静脉向右行与肠系膜上静脉汇合成肝门静脉。由于左外叶消失，断面上只剩下三个段 S_{IVb}、S_V 和 S_{VI}。

关键结构：肝蒂，肝门右切迹，左、右肾上腺，脾。

肝分段方法：经胆囊长轴的延长线为正中裂，分开左内叶下段（S_{IVb}）与右前叶下段（S_V）；肝右静脉至下腔静脉右前壁的连线为右叶间裂，分隔右前叶下段（S_V）和右后叶下段（S_{VI}）。从肝门向右可见肝门右切迹，也可作为区分右前叶和右后叶的标志。

（10）经右半肝下份的横断层

断层特点：胆囊窝及肝左内叶消失，肝只剩下右前叶下段和右后叶下段。

关键结构：肝、胃、十二指肠、胰、脾、肾。

肝分段方法：右叶间裂较难确认，常以经过下腔静脉中点的矢状轴偏右后15°角的直线为右叶间裂的位置，区分右前叶下段（S_V）和右后叶下段（S_{VI}）。

2. **影像学观察**

（1）上腹部的横断层强化 CT、MRI 图像。

（2）上腹部的矢、冠状断层强化 CT、MRI 图像。

（3）肝段在横断面上的划分，其 B 超、CT、MRI 图像。

（4）胰及肝外胆道的横断层强化 CT 图像。

（刘文国，李艳娇）

实验八 腹部断层解剖 Ⅱ

实验八导入

【目的和要求】

（1）掌握下腹部的连续横断层解剖，熟悉其 CT、MRI 图像。

（2）掌握胰、肝外胆道的横断层解剖及其 CT 图像。

（3）掌握肾、肾上腺和脾的横断层解剖特点。

（4）熟悉脾、胰、肾和肾上腺的 B 超、CT、MRI 图像。

（5）熟悉肾筋膜的类型及意义。

【实验教具】

1. 标本
（1）在体肝。

（2）游离肝。

（3）肝内管道铸型。

（4）腹部的连续横断层标本，层厚 10 mm。

（5）腹部矢状及冠状断层标本。

2. 模型
（1）腹后壁结构模型。

（2）十二指肠、胰、脾模型。

（3）腹部的连续横断层面模型。

3. 挂图　腹部器官及腹腔动脉，腹腔正中矢状切。

4. CT 和 MRI 图像
（1）腹部横断层 CT 图像。

（2）腹部横断层 MRI 图像。

5. 在线资源　学堂在线慕课《断层解剖学》。

【实验指导】

　　1. 腹部重要器官位置及形态观察　在标本或模型上进行胃、十二指肠、胰、脾、肾、肾上腺的位置及形态结构的观察复习。

2. 腹部连续横断层标本观察

（1）肝外胆道、十二指肠、胰、脾、肾及肾上腺观察

1）肝外胆道观察：肝外胆道包括肝左、右管，肝总管，胆囊和胆总管。胆总管根据行程分为十二指肠上段、十二指肠后段、胰腺段和十二指肠壁内段，胰腺段又分为全包埋型、半包埋型和胰腺后型。在有肝外胆道的断层标本上观察寻找辨认肝外胆道，注意胆总管的行程、分段、各段的毗邻关系和断层识别要点。

2）胰观察：注意胰的分部、分型、断层特点及识别标志。根据形态，胰分为一般型和特殊型。一般型又分为斜型、水平型和直角型三种，一般型在一个断面上只出现一个胰组织断面。特殊型包括体高型、头高型、波浪型和突出胰块型四种。在一个横断层上可出现多个胰组织断面。在腹部横断层标本上找到有胰组织的断层，从上往下观察胰组织断面，判断胰的类型，然后在各个断面上观察胰的各部形态，区分胰头、胰颈、胰体和胰尾。

3）脾断面观察：注意断面上脾的位置，脾上、中、下部的断面形态特征。脾上部断层呈新月形，内侧与胃底相毗邻；中部断层增大，内侧有脾门切迹，与胰尾相接；下部断层前端锐利，后端钝圆，略呈楔形。

4）肾断面观察及肾段划分：注意肾的断面形态特点及肾段划分。肾位于腹膜后隙内，脊柱两旁，横断面上可呈卵圆形、圆形或三角形等，共分为 5 段。在肾门以上层面、肾门上份层面、肾门下份层面和肾门以下层面所含肾段不同，要注意区分。

5）肾上腺断面观察：注意断面上肾上腺的位置及形态。肾上腺的断面形态与整体上看到的表面形态不同，横断层上肾上腺可呈单肢型、双肢型、三肢型、环型等，因此不能从形态上辨认肾上腺，只能从位置上判断肾上腺。肾上腺位于肾上腺三角内，所以要明确左、右肾上腺三角的组成。右肾上腺三角由下腔静脉、右肾内上缘和肝下面围成；左肾上腺三角由腹主动脉、左肾内上缘与脾内缘围成。肾上腺三角是寻找肾上腺的解剖标志。

（2）门腔间隙观察：首先在连续横断层上追踪观察门腔间隙，然后在矢状断层标本上进行门腔间隙观察。明确门腔间隙的构成、内容及意义。

（3）肾筋膜观察：注意肾筋膜的类型及意义，判断所观察标本的肾筋膜的类型。肾筋膜共分为四型，注意各型肾筋膜的特点，思考肾后方积液的可能来源。

3. 影像断层图片观察 在腹部断层标本观察之后，对照横断层标本，观察腹部影像图片，识别主要器官的形态结构。

（1）腹部的横断层强化 CT、MRI 图像。

（2）胰及肝外胆道的横断层强化 CT 图像。

（3）腹膜后间隙的分区、各区主要结构和交通关系（肾，肾上腺，肾筋膜的内侧、外侧、上、下附着及肾周间隙的横向和纵向通连）。

（于鹏辉，李莹莹）

实验九　　盆部和会阴断层解剖

实验九导入

【目的和要求】

（1）熟悉盆壁、盆腔及盆腔器官（前列腺、子宫、卵巢）和会阴的解剖。

（2）熟悉横断层中男性及女性盆部及会阴解剖结构的配布规律。

（3）掌握男性盆部横断面的主要结构及其形态特点。

（4）掌握精囊和前列腺的连续横断层解剖；熟悉精囊和前列腺的 B 超、CT、MRI 图像。

（5）掌握女性盆部各横断面上主要结构的形态特点，熟悉其 B 超、CT、MRI 图像。

【实验教具】

1. 标本

（1）男性及女性盆部及会阴正中矢状切。

（2）膀胱和男性生殖器离体标本。

（3）女性生殖器离体标本。

（4）男性盆部和会阴的连续横断层，层厚 10 mm。

（5）女性盆部和会阴的连续横断层，层厚 10 mm。

2. 模型

（1）前列腺及其分叶。

（2）男性及女性盆部会阴横断层模型。

3. 挂图　男性盆部及会阴部正中矢状切；女性盆部及会阴部正中矢状切；膀胱及前列腺（后面观）；女性内生殖器；盆部及会阴部冠状切模式图；会阴部的血管及神经。

4. CT 和 MRI 图像

（1）男性盆部及会阴的横断层 CT 和 MRI 图像。

（2）女性盆部及会阴的横断层 CT 和 MRI 图像。

5. 在线资源　学堂在线慕课《断层解剖学》。

【实验指导】

1. 盆部及会阴解剖结构观察与复习　在活体上寻找耻骨联合、耻骨嵴、耻骨结节、髂前上棘、髂嵴、髂结节、髂后上棘、坐骨结节、骶正中嵴和尾骨尖等解剖结构。

在男性及女性盆部会阴标本上辨认盆部会阴结构的排列关系。观察膀胱、直肠、前列腺、精囊的位置及形态，观察男性尿道的形态及分部。观察卵巢及子宫的位置、形态。

盆部会阴器官比较复杂，由前向后分为三层，前层是泌尿系统的器官，中层是生殖系统的器官，后层是消化系统的器官。在男性的盆部会阴正中矢状切标本上，盆腔的前层有膀胱和尿道；中层是生殖系统的器官，有输精管壶腹，外侧是精囊腺，往下是前列腺；后层是消化系统器官，即直肠和肛管。女性盆部会阴的正中矢状切标本上，前层是泌尿系统的器官，即膀胱和尿道，中层是生殖系统的器官，即位于中央的子宫、阴道，两侧有输卵管和卵巢；卵巢呈扁椭圆形，位于盆侧壁，髂内动脉与髂外动脉分叉处的卵巢窝内，所以，髂内、外血管是影像诊断时识别卵巢的标志；后层是消化系统的器官，即直肠和肛管。

2. 男性盆部连续横断层标本观察　男性盆部会阴的横断层，由上而下分为三部。上部从第 5 腰椎间盘开始到髋臼上缘，主要显示腹腔的器官；中部从髋臼上缘到耻骨联合下缘，主要显示盆腔固有器官；下部在耻骨联合下缘以下到男性外生殖器消失层面，主要显示会阴部的结构。标本观察时首先根据标本的主要结构大致判断断层的部位，再重点观察以下断层。

男性盆部会阴横断层标本

（1）经第 5 腰椎间盘层面（经第 1 骶椎上份的横断层）

断层特点：第 5 腰椎消失，第 5 腰椎间盘及第 1 骶椎上份断面出现，第 1 骶椎椎体往前突出明显。

关键结构：肠管、髂血管、输尿管、股神经、骶髂关节、髂骨翼。

（2）经第 1 骶椎间盘层面

断层特点：第 5 腰椎间盘消失，第 1、2 骶椎间盘出现。髂骨翼外侧与臀中肌之间出现臀上动、静脉。

关键结构：肠管、骶髂关节、髂血管、髂骨翼及周围肌。

（3）经第 2 骶椎层面

断层特点：第 1、2 骶椎之间的椎间盘消失，第 2 骶椎出现。第 2 骶椎椎体部分向后凹，骶翼向前凸。

关键结构：肠管、骶髂关节、髂内外血管、骶丛、髂骨翼、臀肌。

（4）经第 2 骶椎间盘层面

断层特点：第 2、3 骶椎之间的椎间盘和梨状肌断面出现。

关键结构：肠管、骶髂关节、梨状肌、髂骨翼及其周围肌、骶丛。

（5）经第 3 骶椎的横断层

断层特点：骶髂关节消失，直肠、骶丛、第 3 骶椎和梨状肌上孔断面出现。

关键结构：肠管、第 3 骶椎、梨状肌、梨状肌上孔、臀上血管及神经、髂骨体及其周围肌。

（6）经第 3 骶椎间盘层面

断层特点：骶骨前面有明显的梨状肌，梨状肌是骶丛和坐骨神经在横断层面上的定位标志

关键结构：第 3 骶椎间盘、肠管、梨状肌、骶丛、梨状肌上孔、髂骨翼、臀肌。

（7）经第 4 骶椎层面

断层特点：闭孔内肌、直肠后隙及髋臼上缘出现，达男性盆部、会阴中部断层。

关键结构：闭孔内肌、梨状肌、坐骨大孔、坐骨神经、肠管。

（8）经第 5 骶椎层面

断层特点：第 4 骶椎消失，骶管裂孔、股骨颈断面出现。

关键结构：坐骨大孔、坐骨神经、梨状肌、肠管。

（9）经耻骨联合上份层面

断层特点：盆腔前壁正中有耻骨联合，其两侧是粗大的耻骨上支，耻骨上支后内侧可见闭膜管及其内的闭孔神经、血管。

关键结构：耻骨联合、闭孔内肌、闭孔外肌、坐骨结节、膀胱、精囊、直肠、盆膈、坐骨肛门窝。

（10）经耻骨联合中份层面

断层特点：膀胱体消失，前列腺、输精管壶腹和肛提肌的断面出现。

关键结构：闭孔内肌、闭孔外肌、前列腺、直肠、肛提肌、坐骨肛门窝。

（11）经耻骨联合下份层面

断层特点：经耻骨联合下份，前列腺及其周围的静脉丛明显，肛提肌呈弧形围绕在前列腺及直肠周围。

关键结构：闭孔内肌、闭孔外肌、前列腺、直肠、肛提肌、坐骨肛门窝。

（12）经耻骨联合下缘的横断层

断层特点：直肠消失，肛管和阴茎海绵体断面出现。

关键结构：精索、阴茎海绵体、尿道、肛管、肛门外括约肌。

（13）经耻骨弓上份的横断层

断层特点：前列腺及肛提肌消失，阴囊、阴茎脚、尿道球断面出现。耻骨下支与坐骨支连成"八"字形。

关键结构：阴茎海绵体、精索、尿道与尿道球、会阴浅横肌、肛门外括约肌。

（14）经耻骨弓下份的横断层

断层特点：盆腔器官和结构消失，会阴结构的断面出现。

关键结构：精索、尿道海绵体、尿生殖膈、耻骨弓、坐骨肛门窝。

（15）经睾丸层面

断层特点：尿道、肛门、耻骨弓消失，睾丸断面出现。

关键结构：阴茎、阴囊、睾丸、附睾。

（16）男性盆部会阴正中矢状断层

断层特点：由前向后排列着泌尿系统、生殖系统和消化系统的器官。

关键结构：膀胱、前列腺、精囊、输精管壶腹、直肠和肛管。

3. 女性盆部连续横断层标本观察　女性盆部会阴的横断层分为 5 段，其中第 1 段和第 2 段大约相当于男性盆部会阴的横断层上部；第 3 段和第 4 段大致相当于男性盆部会阴横断层的中部；第 5 段相当于男性盆部会阴横断层的下部。

横断层上子宫位于盆腔中央，膀胱与直肠之间，呈圆形、卵圆形或纺锤形；横断层上未出现子宫腔时子宫为其底部；在髋关节层面以上，子宫断面中出现狭窄的横行裂隙时，为子宫体；髋关节层面以下，子宫缩小，近似圆形，内有空腔，即子宫颈；当子宫颈后方出现半环形的裂隙时，为子宫颈阴道部上份；子宫颈周围出现环形间隙时为子宫颈阴道部下份。

在断层标本上重点观察以下典型断层。

（1）经子宫底的横断层

断层特点：子宫底和卵巢的断面出现，子宫底位于盆腔中央，卵圆形或圆形，内部无空腔。

关键结构：子宫、卵巢、髂血管、输尿管。

（2）经子宫体的横断层

断层特点：输卵管消失，子宫体出现，子宫体内部有横行的裂隙状子宫腔。

关键结构：乙状结肠、膀胱、子宫体、卵巢、直肠。

（3）经子宫峡的横断层

断层特点：子宫体和卵巢消失，子宫峡和膀胱断面出现，子宫峡管较小。

关键结构：乙状结肠、膀胱、子宫峡、直肠。

（4）经子宫颈阴道上部的横断层

断层特点：子宫峡消失，子宫颈阴道上部出现，内部可见较大的子宫颈管。

关键结构：膀胱、子宫颈、直肠、直肠子宫陷凹、子宫阴道静脉丛、直肠静脉丛。

（5）经子宫颈阴道部上份的横断层

断层特点：子宫颈阴道上部消失，子宫颈阴道部断面出现，其后方有半环状的阴道后穹。

关键结构：膀胱、子宫颈、阴道后穹、直肠、直肠子宫陷凹、子宫阴道静脉丛。

（6）经子宫颈阴道部下份的横断层

断层特点：直肠子宫陷凹消失，环状的阴道穹断面出现。

关键结构：膀胱、子宫颈、阴道穹、直肠、子宫阴道静脉丛。

（7）经阴道中份的横断层

断层特点：子宫颈和阴道穹断面消失，阴道断面出现，位于尿道与直肠之间，呈横行裂隙状。

关键结构：尿道、阴道、直肠、阴道静脉丛、肛提肌。

（8）女性盆部会阴正中矢状断层

断层特点：为女性盆部会阴正中矢状断层，由前向后可见膀胱、子宫和直肠等器官。

关键结构：膀胱、尿道、子宫、阴道和直肠。

4. 影像学实验　在阅片灯上，对照观察男性盆部 CT、MRI 图像。

（1）男性盆部 B 超、MRI 图像。

（2）男性盆部横断层解剖第 2 段的主要结构及配布规律

（3）精囊和前列腺的 B 超、MRI 图像。

（4）女性盆部各段的结构配布规律及 B 超、MRI 图像。

（5）卵巢和子宫的 B 超、MRI 图像。

（王统彩，陈峡）

实验十　脊柱区断层解剖

实验十导入

【目的和要求】

（1）熟悉脊柱区的基本结构特征。

（2）掌握椎间盘的组织学构成和各部椎间盘的特点，熟悉其 CT、MRI 图像；椎管侧隐窝的周界、交通、前后径正常值及其 CT 图像。

（3）掌握脊柱颈段、胸段、腰段和骶段的横断层和矢状断层、冠状断层的关键结构，熟悉其CT、MRI 图像。

【实验教具】

1. 标本

（1）颈椎、胸椎、腰椎、骶骨、尾骨。

（2）脊柱胸段（一半矢状切）。

（3）脊柱腰段（一半冠状切）。

（4）脊柱颈段（示钩椎关节）。

（5）脊柱颈、胸、腰和骶段的横断层。

（6）脊柱的正中矢状切和旁正中矢状切标本。

2. 模型

（1）脊柱整体观模型。

（2）椎动脉。

（3）椎静脉系。

3. 挂图　各部椎骨的形态；椎骨的连结；脊柱整体观；肋骨及肋椎关节；脊神经的组成及分布模式图；脊髓的动脉及被膜。

4. X 线、CT 和 MRI 图像

（1）脊柱颈、胸、腰和骶尾段的正、侧位 X 线片。

（2）脊柱颈、胸、腰和骶段的横断层 CT 图像。

（3）脊柱正中矢状面和旁正中矢状断层的 MRI 图像。

5. 在线资源　学堂在线慕课《断层解剖学》。

【实验指导】

1. **脊柱区标志性结构** 在活体上寻找棘突、肩胛冈、肩胛骨下角、髂嵴、髂后上棘、骶正中嵴、骶管裂孔、骶角、竖脊肌和尾骨等标志结构。

2. **脊柱区标本观察方法** 首先，观察脊柱区的整体标本、模型和挂图，让椎间盘、椎间孔和关节突关节等在脑海里形成立体概念。然后，在脊柱的横断层标本和正中矢状断层标本、旁正中矢状断层标本上辨认椎间盘、椎间孔和关节突关节等重要结构。观察的重点是器官结构的形态、位置及其毗邻关系的连续性变化规律，以便在不同个体和不同方位的标本及影像断层以识别相应结构。在基本掌握椎间盘、椎间孔和关节突关节等的横、矢状断层标本后，将 CT、MRI 图像与断层标本进行对照观察，了解椎间盘、椎间孔和关节突关节等重要结构在影像上的位置、形态及表现。

3. **脊柱各部断层观察**

脊柱颈段：椎体、椎间盘、横突孔、椎血管、钩椎关节、关节突关节、椎间孔、椎管、黄韧带、寰枢关节、脊髓和硬膜外隙。

脊柱胸段：椎体、椎间盘、肋头关节、肋横突关节、关节突关节、黄韧带、椎间孔、椎管和脊髓。

脊柱腰段：椎体、椎间盘、侧隐窝、盘黄间隙、上关节突旁沟、椎弓根下沟、马尾、关节突关节、椎间盘、椎间孔、椎管和黄韧带。

脊柱骶尾段：骶管、骶管裂孔、骶前孔和骶椎间盘。

4. **影像学实验** 在阅片灯上，对照观察脊柱区 CT、MRI 图像。

（1）各部椎骨及其连结的 CT、MRI 图像。

（2）椎间盘各部的特点及其 CT、MRI 图像。

（3）椎管侧隐窝的周界、交通、前后径正常值及其 CT 图像。

（4）椎管内容物的 CT、MRI 图像。

【实验技能】

脊柱区横断层的分段和各段特征：脊柱区的横断层面依椎骨所在部位分为颈段、胸段、腰段和骶尾段。颈段为寰枕关节至第 7 颈椎之间的层面，主要特征是有颈椎横突孔及其内的椎动、静脉；胸段为第 1 胸椎至第 12 胸椎之间的层面，主要特征是有肋头关节和肋横突关节；腰段为第 1 腰椎至第 5 腰椎之间的层面，主要特征是椎管内的脊髓消失而马尾出现（第 1 腰椎以下的层面）；骶尾段为骶骨和尾骨所在的层面，主要特征是骶骨有骶前孔和尾骨细小而无管腔。

（朱建华，王婷）

实验十一 四肢断层解剖

实验十一导入

【目的和要求】

（1）熟悉肩、肘、腕、髋、膝、踝关节的构成及特点。

（2）掌握肩、肘、腕、髋、膝、踝关节的断层解剖，熟悉其 X 线、CT、MRI 图像。

（3）熟悉臂、前臂、手部、股部、小腿部和足部的横断层解剖及其 X 线、CT、MRI 图像。

【实验教具】

1. 标本

（1）肩关节、肘关节和腕关节标本。

（2）髋关节、膝关节和踝关节标本。

（3）肩关节、肘关节和腕关节各部的连续横断层标本，层厚 10 mm。

（4）髋关节、膝关节和踝关节各部的连续横断层标本，层厚 10 mm。

（5）膝关节的连续矢、冠状断层标本，层厚 10 mm。

2. 模型

（1）手骨。

（2）足骨。

3. 挂图 肩关节；肘关节；手的连结；髋关节；膝关节；足骨及其连结。

4. X 线、CT 和 MRI 图像

（1）肩关节、肘关节、腕关节和髋关节、膝关节、踝关节的 X 线正、侧位片。

（2）肩关节、肘关节和腕关节各部的横断层 CT 图像。

（3）髋关节、膝关节和踝关节各部的横断层 CT 图像。

（4）膝关节矢、冠状断层的 MRI 图像。

5. 在线资源 学堂在线慕课《断层解剖学》。

【实验指导】

1. 上肢断层解剖

（1）表面解剖：在活体上寻找肩峰、肩胛冈、肱骨大结节、肱骨的内外上髁、尺骨鹰嘴、桡骨茎突、尺骨头等标志性结构。

四肢断层标本

（2）断层标本观察

1）肩部横断层标本

A. 经肩关节上份的横断层

断层特点：可见肩峰、肩胛冈、肩胛骨上角、冈上肌，关节盂断面较小。

关键结构：锁骨、关节盂、肱骨头、喙突、肩峰、冈上肌、臂丛。

B. 经肩关节中份的横断层

断层特点：经过关节盂中份，喙突消失，肩胛冈与肩胛骨相连，腋窝及其内结构出现。

关键结构：肱骨头、关节盂、肩胛冈、冈上肌、冈下肌、肱二头肌长头腱、锁骨下静脉、锁骨下静脉、臂丛。

C. 经肩关节下份的横断层

断层特点：经过关节盂下份，肩胛冈消失，肩胛骨呈连续的长条形，锁骨下动、静脉消失，腋窝及其内部结构断面明显。

关键结构：肱骨头、关节盂、肱二头肌长头腱、腋动脉、腋静脉、臂丛。

2）经臂中部的横断层

断层特点：断面呈椭圆形或圆形，中部偏外侧有肱骨的断面，臂肌被内、外侧肌间隔分为前群和后群。

关键结构：肱骨、肱二头肌、肱三头肌、桡神经、尺神经、正中神经、肱动脉和肱静脉。

3）肘部横断层标本

A. 经肱尺关节横断面

断层特点：经过肱骨内上髁、肱骨外上髁、尺骨鹰嘴和肱尺关节。

断层特点：肱骨内上髁、肱骨外上髁、鹰嘴窝、尺骨鹰嘴、肱动脉、肱静脉、正中神经、桡神经和尺神经。

B. 经桡尺近侧关节横断面

断层特点：经肘关节下部，断面后部显示桡骨头、尺骨鹰嘴和桡尺近侧关节。

关键结构：桡尺近侧关节、肱动脉、肱静脉、正中神经、尺神经和桡神经。

4）经前臂中部的横断层

断层特点：断面略呈卵圆形，可见尺骨、桡骨、前臂前群肌、前臂后群肌及相应的血管和神经。

关键结构：尺骨、桡骨、正中神经、尺神经和桡神经、尺动脉和桡动脉。

5）手部横断层标本

A. 经近侧列腕骨的横断面

断层特点：切及手舟骨、月骨和三角骨近侧，三骨横行排列，腕骨沟不明显。

关键结构：手舟骨、月骨、三角骨、桡动脉、桡静脉、正中神经、尺动脉、尺静脉、尺神经。

B. 经远侧列腕骨的横断面

断层特点：远侧列 4 块腕骨排成弧形，其掌侧为腕管及其内容物。

关键结构：远侧列腕骨、腕管、正中神经、桡动脉、尺动脉、桡静脉、尺静脉、尺神经。

（3）影像学实验：在阅片灯上，对照观察 CT 和 MRI 图像。

1）肩、肘、腕关节的 CT 和 MRI 图像。

2）臂、前臂、手的 CT 和 MRI 图像。

2. 下肢断层解剖

（1）表面结构：在活体上确认下列标志性结构：髂前上棘、髂后上棘、髂结节、坐骨结节、股骨大转子、耻骨结节、耻骨嵴、耻骨联合、髌韧带、髌骨、股骨内侧髁、股骨外侧髁、股骨内上髁、股骨外上髁、收肌结节、腓骨头、胫骨粗隆、内踝、外踝、跟腱、舟骨粗隆、跟结节。

（2）下肢断层标本观察

1）髋部断层标本观察

A. 经股骨头上份的横断层

断层特点：股骨头、髋臼及髋关节断面出现，股骨头近似圆形。

关键结构：股骨头、髋臼、髂股韧带、坐骨神经、臀大肌。

B. 经股骨头中份的横断层

断层特点：股骨大转子和股骨头断面出现，股骨头近似圆形，内侧有股骨头韧带。

关键结构：髋臼、股骨头、股骨头韧带、髂股韧带、坐骨神经、臀大肌。

C. 经股骨头下份的横断层

断层特点：大转子、股骨颈、股骨头、髋臼切迹的断面均出现。股骨头、股骨颈及大转子相连，呈哑铃状。

关键结构：髋关节、髋臼横韧带、股神经、股动脉、股静脉、闭孔神经及血管。

2）经股部中份横断层观察

断层特点：断面近似卵圆形，大腿深筋膜向深部形成的三个肌间隔附着于股骨，形成前、后、内侧三个骨筋膜鞘。

关键结构：股骨、股四头肌、股神经、股动脉、股静脉、坐骨神经。

3）膝部断层标本观察

A. 膝部横断层

a. 经髌骨上缘上方 2 cm 处的横断层

断层特点：可见髌上囊。

关键结构：股骨、髌上囊、股四头肌、腘动脉、腘静脉、坐骨神经。

b. 经髌骨上份的横断层

断层特点：髌骨后方是髌股关节，两侧为髌内侧支持带和髌外侧支持带。

关键结构：股骨、髌骨、股四头肌腱、胫神经、腓总神经、腘动脉、腘静脉。

c. 经髌骨中份的横断层

断层特点：股骨下端、髌骨及腘窝的断面都出现。

关键结构：股骨、髌骨、腘静脉、腘动脉、胫神经、腓总神经。

d. 经髌骨下份的横断层

断层特点：髂胫束消失，髌韧带、髌下脂体、髁间窝及前、后交叉韧带的断面出现。

关键结构：髌韧带、髌骨、髌下脂体、髁间窝、前交叉韧带、后交叉韧带、腘静脉、腘动脉、胫神经、腓总神经。

e. 经股骨内、外侧髁下份的横断层

断层特点：髌骨消失，股骨内、外侧髁分开。

关键结构：髌韧带、髌下脂体、髁间窝、前交叉韧带、后交叉韧带、腘静脉、腘动脉、胫神经、腓总神经、小隐静脉。

B. 膝部矢状断层标本观察

a. 经股骨内侧髁内侧份的矢状断层

断层特点：股骨内侧髁、胫骨内侧髁、髌骨内侧缘及内侧半月板出现。

关键结构：股骨内侧髁、胫骨内侧髁、内侧半月板、髌骨、髌内侧支持带、翼状襞。

b. 经股骨内侧髁中份的矢状断层

断层特点：髌内侧支持带及胫侧副韧带消失，髌上囊、髌韧带出现。

关键结构：股骨内侧髁、胫骨内侧髁、内侧半月板、髌骨、髌韧带、髌上囊。

c. 经膝关节正中的矢状断层

断层特点：断面为膝关节的典型断面，内侧半月板、股骨内侧髁、胫骨内侧髁消失，前、后交叉韧带出现。

关键结构：股骨、胫骨、髌骨、髌韧带、前交叉韧带、后交叉韧带。

d. 经股骨外侧髁中份的矢状断层

断层特点：前、后交叉韧带消失，股骨外侧髁、胫骨外侧髁及外侧半月板断面出现。

关键结构：股骨外侧髁、胫骨外侧髁、髌骨、外侧半月板、翼状襞。

e. 经股骨外侧髁外侧份的矢状断层

断层特点：髌骨消失、髌外侧支持带及胫腓关节断面出现。

关键结构：髌外侧支持带、股骨、胫骨、外侧半月板、腓骨头、胫腓关节。

C. 膝部冠状断层标本

a. 经胫骨髁间隆起前份的冠状断层

断层特点：股骨内侧髁、股骨外侧髁、胫骨内侧髁、胫骨外侧髁、内侧半月板、外侧半月板、前交叉韧带出现。

关键结构：股骨内侧髁、股骨外侧髁、胫骨内侧髁、胫骨外侧髁、髁间隆起、内侧半月板、外侧半月板、前交叉韧带。

b. 经胫骨髁间隆起中份的冠状断层

断层特点：股骨髁间窝变深，略呈"n"形，内有前、后交叉韧带。

关键结构：股骨内侧髁、股骨外侧髁、髁间窝、胫骨内侧髁、胫骨外侧髁、髁间隆起、内侧半月板、外侧半月板、前交叉韧带、后交叉韧带、胫侧副韧带。

c. 经胫骨髁间隆起后份的冠状断层

断层特点：股骨体和胫骨体消失，股骨内、外侧髁分开，腘窝断面出现。

关键结构：股骨内侧髁、股骨外侧髁、髁间窝、胫骨内侧髁、胫骨外侧髁、髁间隆起、内侧半月板、外侧半月板、前交叉韧带、后交叉韧带、腘动脉。

4）经小腿部中份的横断层

断层特点：胫、腓骨的断面可见，小腿肌群被前、后肌间隔及小腿骨间膜分成前群、后群和外侧群。

关键结构：胫骨、腓骨、小腿前群肌、外侧群肌和后群肌、胫前静脉、胫前静脉、胫后动脉、胫后静脉、胫神经、腓深神经、腓浅神经。

5）足部横断层

A. 经内踝上份的横断层

断层特点：内踝、外踝及距骨滑车的断面出现，内踝后部向外侧延伸。

关键结构：踝关节及其周围韧带、踝管内容、踝关节前方的肌腱、足背动静脉。

B. 经内踝下份的横断层

断层特点：距骨滑车消失，距骨体和距骨后突出现，内、外踝断面缩小。

关键结构：踝关节及其周围韧带、踝管内容、踝关节前方的肌腱、足背动静脉。

（3）影像学实验：在阅片灯上，对照观察下肢 MRI 图像。

1）骶髂关节的横断层、冠状断层 MRI 图像。

2）髋、膝、踝关节的横、矢、冠状 MRI 图像。

3）股部、小腿部和足的 MRI 图像。

（杨吉平，刘昉）

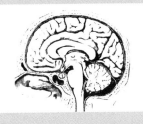

下篇 | 断层解剖学学习指导

绪 论

一 断层解剖学的定义和特点

（一）定义

断层解剖学是用断层方法研究正常人体不同层面上器官和结构的位置、形态及相互关系的学科，是随着 CT、MRI 等影像技术运用而发展起来的一门新兴学科。断层解剖学的基本任务是探索各种结构在连续断层上的形态、位置和毗邻等的变化规律，为临床影像诊断提供形态学依据。

（二）特点

与系统解剖学和局部解剖学相比，断层解剖学有能保持器官和结构于原位、可由断层重塑整体、与临床结合密切等特点。

二 断层解剖学的基本术语

1. **断层和断面（section）** 断层是根据研究目的沿某一方向所作的具有一定厚度的标本或扫描图像；断面是指断层标本的表面。断层标本或图像的厚度越薄，断面与断层内部的结构就越接近。

2. **横断面、矢状断面和冠状断面（transverse plane, sagittal plane and coronal plane）**

（1）横断面：是与水平面平行，将人体分为上下两部分的断面。断层标本及影像诊断常观察其下表面。

（2）矢状断面：是按前后方向将人体分为左、右两部分的断面，与水平面垂直。断层标本及影像诊断常观察其左侧面，但超声诊断观察右侧面。

（3）冠状断面：是与矢状面及水平面垂直的断面，将人体分为前、后两部分。断层标本及影像诊断常观察其前面。

3. **CT 值（CT attenuation value）** CT 检查时采用组织对 X 线的吸收系数来表示组织密度的高低程度，临床上常将吸收系数换成 CT 值，单位以 Hu 表示。CT 值不是绝对值，规定水的 CT 值为 0 Hu，空气的 CT 值为 -1 000 Hu，骨密质的 CT 值为 +1 000 Hu。

4. **窗宽（window width）与窗位（window level）**

（1）窗宽：是指 CT 图像上显示的 CT 值范围，CT 值高于此范围的结构以白影显示，低于此范围的结构以黑影显示。

（2）窗位：是指窗宽的中心值，欲观察某一结构及其发生的病变时常以该结构的 CT 值作为窗位。

5. T₁、T₂ 加权像（T₁ and T₂ weighted image） 是 MRI 的两种不同的扫描方式。T₁ 加权像有利于观察解剖结构；T₂ 加权像则对血管及病变组织显示较佳。MRI 检查时一般两种扫描方式都同时运用。

6. 回声（echo） 当超声通过两种声阻抗不同的界面时，如果界面线度大于波长，则产生反射和折射现象，这种反射和折射回来的超声就称为回声。将接收到的回声按强弱不同以明暗不同的光点显示在屏幕上就形成声像图（sonogram）。

由于大部分断层结构与相对应的 CT 和 MRI 影像表现相似，因此在下文的典型断层解析中不再详细描述其影像学改变。

（朱建华，吴江东，周思）

第一章　头部断层解剖

第一节　头部横断层解剖

一　头部横断层解剖常用的基线

1. **Reid 基线（Reid's base line, RBL）**　即下眶耳线，也称为人类学基线，为眶下缘与外耳道中点的连线。头部断层标本制作多以此线为基线，每层 10 mm，分别向上、向下切割。

2. **眦耳线（canthomeatal line, CML）或眶耳线（orbitomeatal line, OML）**　为眼外眦与外耳道中点的连线。颅脑水平断层扫描多以此线为基线。

3. **上眶耳线（supraorbitomeatal line, SML）**　为眶上缘中点至外耳道中点的连线。此线与颅底平面大致平行，因此，采用 SML 基线扫描，可减少颅底骨的伪影，有利于颅后窝结构的显示。

4. **连合间线（intercommissural line）**　为经过前连合（anterior commissure, AC）后缘中点和后连合（posterior commissure, PC）前缘中点的连线，又称 AC-PC 线。脑立体定位手术和 X 刀、γ 刀治疗多以此线为准。

二　颅脑横断层的分部

根据位置和结构特点的不同，颅脑的横断层可分为上部、中部和下部。

1. **上部断层**　是胼胝体以上层面，颅内结构被大脑镰分为左、右两部分，主要是识别中央沟、顶枕沟，以区分额叶、顶叶、枕叶。

2. **中部断层**　是胼胝体下方，内囊、左右侧脑室及第三脑室所在层面。主要是以内囊为中心，识别内囊及其周围结构。

3. **下部断层**　是脑干和小脑出现的层面，主要识别中脑、脑桥、延髓和小脑的形态及毗邻结构。

三　颅脑典型横断层解析

1. 经中央旁小叶的横断层

断层特点：顶内沟出现，位于半球近后外侧缘处；顶枕沟尚未出现。

关键结构：大脑镰、中央沟、中央旁小叶。

断面解析：颅腔被纵向的大脑镰分为左右两部分，分别容纳大脑半球。大脑镰前后两端的上矢状窦呈底朝外、尖向内的三角形。大脑半球外侧面由前向后依次为额上回、中央前沟、中央前回、中央沟、中央后回、中央后沟和顶上小叶。两侧半球上均可见到中央沟由前外侧向后内侧走行，连续而不中断，其前方的中央前回较厚。大脑半球内侧面由前向后依次为额内侧回、中央旁沟、中央旁小叶、扣带沟边缘支和楔前叶（图1-1）。

辐射冠：大脑的白质包括联络纤维、连合纤维和投射纤维。大部分投射纤维呈辐射状投射至大脑皮质，称辐射冠。这些投射纤维在矢、冠状层面上形成宽阔的白质区。由于辐射冠纤维排列较分散，此处的梗死常出现局限性的神经系统症状。

髓突：是大脑髓质向皮质内伸出形成的菜花状突起，特定的脑回在脑的表面可形成多个突起，但髓突的根部只有一个，故可根据髓突来鉴别脑回。

2. 经半卵圆中心的横断层

断层特点：顶内沟消失，半卵圆中心及缘上回的断面出现。

关键结构：大脑镰、半卵圆中心、大脑沟回。

断面解析：此断层为紧邻胼胝体上方的横断层，断面中部有矢状位的大脑镰，其两侧的大脑半球内有卵圆形的白质区，称半卵圆中心。半卵圆中心是中线两侧髓质广泛分布的半卵圆形区域，由投射纤维、连合纤维和联络纤维组成，其中联络纤维最多。大脑半球背外侧面由前向后依次为额上回、额上沟、额中回、额下沟、额下回、中央前沟、中央前回、中央沟、中央后回、中央后沟、缘上回、角回和枕叶。半球内侧面由前到后有扣带沟、顶下沟和顶枕沟下部，分隔额内侧回、扣带回、楔前叶和楔叶（图1-2）。

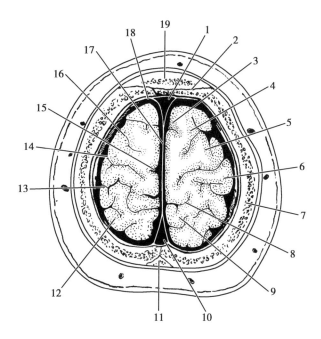

图1-1 经中央旁小叶的横断层

1.上矢状窦；2.冠状缝；3.额内侧回；4.额上回；5.中央前回；6.中央后回；7.顶骨；8.扣带沟边缘支；9.楔前叶；10.上矢状窦；11.枕骨；12.顶上小叶；13.中央后沟；14.中央沟；15.中央旁沟；16.中央前沟；17.大脑镰；18.硬脑膜；19.额骨

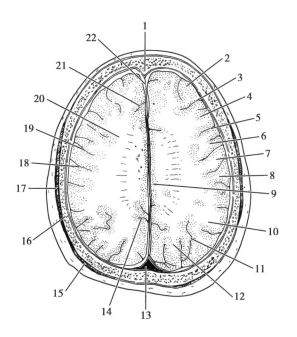

图1-2 经半卵圆中心的横断层

1.额嵴；2.额上回；3.额上沟；4.额中回；5.额下沟；6.额下回；7.中央前回；8.中央后回；9.扣带回；10.顶下小叶；11.顶内沟；12.顶上小叶；13.上矢状窦；14.顶下沟；15.枕额肌枕腹；16.顶骨；17.颞肌；18.中央后沟；19.中央沟；20.半卵圆中心；21.扣带沟；22.大脑镰

3. 经胼胝体压部的横断层

断层特点：层面经过胼胝体膝和胼胝体压部，缘上回和楔叶消失，内囊、室间孔及第三脑室出现。基底核外侧可见岛叶皮质及外侧沟。

关键结构：基底核、内囊、侧脑室、第三脑室。

断面解析：断面中部可见胼胝体膝和胼胝体压部，胼胝体膝后方经透明隔连接穹隆，胼胝体膝和穹隆外侧是呈倒"八"字形的侧脑室前角，向后经室间孔通第三脑室。侧脑室的外侧壁卵圆形灰质团块是尾状核头，第三脑室两侧的灰质为背侧丘脑，二者外侧是内囊、豆状核、外囊、屏状核、最外囊、岛叶皮质及外侧沟。胼胝体压部两侧是侧脑室三角区，其前外侧壁上卵圆形的灰质团块是尾状核尾；后内侧壁上的隆起为禽距，是横断面上识别距状沟的标志。大脑半球外侧面由前向后依次为额上回、额上沟、额中回、额下沟、额下回，中部为中央前回、中央沟和中央后回，后部有颞上回、颞中回和枕叶皮质；由内囊后肢向后至距状沟两侧的白质是视辐射；向外侧伸入颞上回的白质是听辐射。大脑半球内侧面前部有额内侧回、扣带沟和扣带回，后部有扣带回峡、舌回。正中线上胼胝体膝前方有大脑镰及其前端的上矢状窦；胼胝体压部后方是大脑大静脉池和直窦（图1-3）。

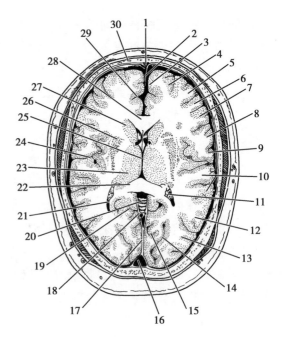

图1-3　经胼胝体压部的横断层

1.上矢状窦；2.大脑镰；3.额内侧回；4.额上回；5.额中回；6.额下回三角部；7.额下回岛盖部；8.中央前回；9.中央后回；10.缘上回；11.侧脑室三角区；12.角回；13.枕叶；14.侧副沟；15.舌回；16.上矢状窦；17.大脑镰；18.小脑幕；19.距状沟；20.小脑蚓；21.禽距；22.胼胝体压部；23.背侧丘脑；24.外侧沟；25.第三脑室；26.豆状核；27.尾状核头；28.胼胝体膝；29.扣带沟；30.额骨

4. 经视交叉的横断层

断层特点：颅内脑组织被外侧沟和小脑幕分为前、中、后三部分，断面中部有鞍上池和其内的视交叉及漏斗等结构。

关键结构：大脑沟回、脑桥、小脑、视交叉、漏斗、第四脑室。

层面解析：断面上外侧沟前方为额叶，外侧沟与小脑幕之间为左、右颞叶及其中部的鞍上池，小脑幕后方为颅后窝的脑干和小脑。前部为额叶下部的直回和眶回，其前方可有不规则的额窦。在中部，主要显示鞍上池结构。鞍上池位于蝶鞍上方，由前方的交叉池、后方的脚间池和桥池前部组成。池内前部可见视交叉，两侧有颈内动脉、大脑中动脉及后交通动脉。在视交叉和脑桥基底部之间自前向后依次有漏斗、乳头体、鞍背、基底动脉和动眼神经等。在后部（鞍背后方、小脑幕切缘的内侧），主要结构为脑桥和小脑的断面。脑桥被盖部后方的腔隙为第四脑室的上部。大脑后动脉在脑桥两侧从前向后绕行。脑桥后方为小脑半球和蚓部。蚓部后方为直窦汇入窦汇处，向两侧为横窦。在两侧部（蝶鞍和小脑幕外侧部分），主要为大脑颞叶、侧脑室下角及其内侧的海马旁回与钩（图1-4）。

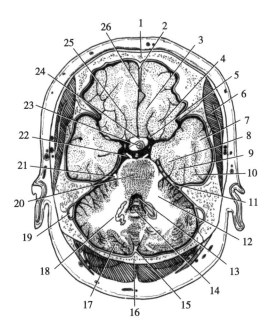

图 1-4　经视交叉的横断层

1. 额骨；2. 大脑镰；3. 直回；4. 眶回；5. 嗅束；6. 颞肌；7. 颞叶；8. 海马旁回；9. 枕颞内侧回；10. 枕颞外侧回；11. 小脑幕；12. 小脑中脚；13. 第四脑室；14. 蚓垂；15. 小脑镰；16. 枕骨；17. 小脑半球；18. 齿状核；19. 乙状窦；20. 脑桥；21. 三叉神经；22. 动眼神经；23. 垂体柄；24. 视交叉；25. 嗅束沟；26. 大脑纵裂池

5. 经下颌头的横断层（小脑半球下缘层面）

断层特点：颅后窝内有延髓及小脑半球下缘。

关键结构：下颌头、筛窦、蝶窦、延髓和小脑扁桃体。

断面解析：断面借两侧下颌头和蝶骨大翼连线为界，分为前、后两部。

断面前部为位于下颌头和蝶骨大翼连线前方的部分。蝶骨两侧的大翼呈"八"字形排列，中间有犁骨。每侧大翼呈底朝前内，尖向后外的三角形。大翼靠后端处可见卵圆孔和棘孔。大翼外侧及下颌头前方为颞下窝，窝内后内侧有翼外肌，前外侧有颞肌，窝的外侧界为颧弓。颞下窝向内通向翼腭窝，窝内有翼腭动脉。犁骨与其前方的鼻中隔软骨共同构成鼻中隔。鼻中隔后部两侧有中鼻甲及中鼻道。

后部为位于下颌头和蝶骨大翼连线后方的部分。正中有犁骨，其后方正对枕骨基底部。枕骨基底部前端两侧有破裂孔，后端的外侧为颈静脉孔，乙状窦在此延续为颈内静脉。颈内静脉前方为颞骨岩部的断面，中央有颈动脉管及管内的颈内动脉。延髓与小脑位于颅后窝内，延髓前方是延池，后方有小脑延髓池。延髓后外侧与小脑半球之间是小脑扁桃体（图 1-5）。

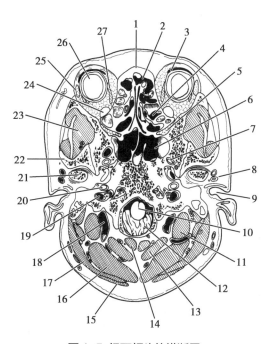

图 1-5　经下颌头的横断层

1. 额骨；2. 额窦；3. 结膜囊；4. 筛骨迷路；5. 眶下裂；6. 蝶窦；7. 卵圆孔及下颌神经；8. 颞浅静脉；9. 外耳道；10. 延髓；11. 头上斜肌；12. 小脑扁桃体；13. 头后大直肌；14. 头后小直肌；15. 斜方肌；16. 头半棘肌；17. 头颊肌；18. 乙状窦；19. 颈内静脉；20. 颈内动脉；21. 下颌头；22. 颧弓；23. 颞肌；24. 上直肌；25. 外直肌；26. 眼球；27. 内直肌

第二节　头部矢状断层及冠状断层解剖

一　颅脑的矢状断层

（一）颅脑的矢状断层分部和各部特点

1. 颅脑的矢状断层分部　颅脑的矢状断层可分为左、中、右三部分，左侧部为基底核出现以前的层面，主要特征是有较深的外侧沟；中部为基底核区所在的层面，在正中矢状面两侧对称分布，主要特征是有脑深部的灰质团块和脑室系统形成的较大腔隙；右侧部与左侧部结构相同，且基本对称。

2. 颅脑左、右侧部的矢状层面　一般每侧 3 ~ 4 个层面，此部分主要是辨认外侧沟、中央沟、顶枕沟及枕前切迹的位置，以区分额叶、顶叶、枕叶、颞叶和岛叶，为临床颅脑外伤和硬膜外血肿的 MRI 定位诊断提供解剖学依据。

3. 颅脑中部的矢状层面　在正中矢状面两侧对称性分布，每侧 2 ~ 3 个层面。此部主要观察基底核区、侧脑室和第四脑室的位置、形态及变化；同时辨认顶枕沟和距状沟，以区分顶叶、颞叶与枕叶及枕叶内侧面的脑回，为临床脑梗死和脑出血的 MRI 定位诊断提供形态学基础。

4. 大脑沟回在矢状断层上的辨认方法　在矢状层面上，外侧沟为脑沟中最深的一条沟，自前下斜向后上 3 ~ 4 个层面。外侧沟以上的脑组织为额叶和顶叶，以下的是颞叶和枕叶；外侧沟深面的脑回为岛叶皮质。缘上回包绕于外侧沟末端，出现于表浅的 2 ~ 3 个层面上。

（1）中央沟：①中央沟在浅表 1 ~ 2 个矢状层面上位于断层上缘的中份偏前，向内侧逐步移向断层上缘中点稍后方；②沟内常有壁间回，在浅表的层面上常可看到中央沟形成"Ω"形的结构，这是影像诊断时判断中央沟的常用标志；③前方和后方分别有中央前沟和中央后沟伴行；④中央前回的髓突较中央后回的髓突粗大；⑤一般情况下中央前回的髓突与下方的内囊后肢呈上下垂直关系。

（2）顶枕沟：出现于正中矢状面及其左、右两侧的层面上，位于大脑半球内侧面的后份，是大脑半球内侧面后部最深的脑沟，自后上斜向前下，分隔其前方的顶叶与后方的枕叶。顶枕沟的前、后方的脑回分别为楔前叶和楔叶。在正中矢状面以外的层面上，顶枕沟消失后，顶叶与枕叶的分界线是顶枕线，其位置相当于侧脑室下角下壁上的海马长轴延长线与大脑半球表面相交处的脑沟，据此脑沟可区分上方的顶叶与下方的枕叶。

（3）距状沟：较顶枕沟稍浅，呈弧形，自前下斜向后下走行，且与顶枕沟相交，以与顶枕沟相交处分为前、后两部分。

（二）颅脑的典型矢状断层解析

1. 经外侧沟后支中份的矢状断层

断层特点：颞上、下沟消失，枕前切迹、枕叶、小脑幕和小脑半球断面出现。

关键结构：大脑沟回、小脑。

断面解析：此层面上，颞上、下沟消失，小脑出现。颅内结构被小脑幕分为幕上结构和幕下结构。幕上结构位于断面中部稍前上方，由大脑的额叶、顶叶、枕叶、颞叶构成。断面中部为从前下斜向后上的外侧沟，外侧沟上方为较明显的中央沟，分隔前方的额叶和后方的顶叶；大脑半球下缘、小脑幕的上方有枕前切迹，其前方为颞叶，后方为枕叶。额叶有额下沟和中央前沟分隔额中回、额下回和中央前回；顶叶上有中央后沟分隔中央后回和顶下小叶，顶下小叶位于外侧沟后支周围的部分为缘上回，其后下方为角回。颞叶前端仍可区分颞上、中、下回。

额下回被外侧沟的前支和升支分为三部分，前支以下为眶部，前支和升支之间为三角部，升支后方与中央前沟之间为岛盖部。其中三角部和岛盖部又称为 Broca 区，或前说话区（图 1-6）。

2. 经岛叶皮质的矢状断层（经颈内静脉断层）

断层特点：外侧沟后支、缘上回、角回消失，侧脑室下角、岛叶皮质和辐射冠出现。额叶为额上回、额中回和中央前回，额叶底面是眶回，顶叶为顶上小叶。

关键结构：大脑沟回、小脑、翼内肌和翼外肌。

断面解析：断面中部为岛叶，其上方为宽阔的辐射冠，下方为侧脑室下角，呈长条形的裂隙状，其底部有鞋底样的结构，此即海马，海马长轴延长线向后与脑表面相交处的脑沟是顶叶和枕叶的分界处。下角下方为颞叶（枕颞内侧回），后下方为枕叶。大脑半球表面由前向后为眶回、额上回、中央前回、中央后回、顶上小叶和枕叶（图 1-7）。

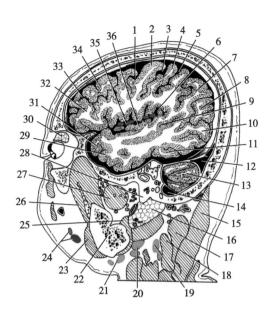

图 1-6 经外侧沟后支中份的矢状断层

1.中央前沟; 2.中央前回; 3.中央沟; 4.中央后回; 5.中央后沟; 6.外侧沟; 7.角回; 8.顶下小叶; 9.颞上沟; 10.枕叶; 11.枕颞外侧回; 12.横窦; 13.小脑半球; 14.乙状窦; 15.头夹肌; 16.腮腺; 17.头最长肌; 18.胸锁乳突肌; 19.颈外侧深淋巴结; 20.颈外侧浅淋巴结; 21.下颌下淋巴结; 22.下颌骨; 23.咬肌; 24.面动、静脉; 25.翼内肌; 26.颞肌; 27.翼外肌; 28.茎突; 29.颞中回; 30.泪腺; 31.颞上回; 32.额下回; 33.额下沟; 34.额中回; 35.大脑中动脉; 36.颞横回

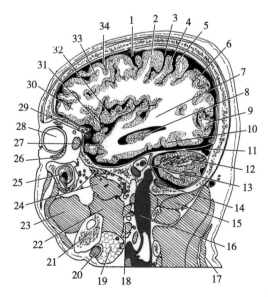

图 1-7 经岛叶皮质的矢状断层

1.中央前沟; 2.中央前回; 3.中央沟; 4.中央后回; 5.中央后沟; 6.顶上小叶; 7.听辐射; 8.海马; 9.枕叶; 10.枕颞外侧回; 11.横窦; 12.上半月小叶; 13.内耳道; 14.乙状窦; 15.头后大直肌; 16.颈内静脉; 17.斜方肌; 18.茎突舌肌; 19.下颌下腺; 20.下颌舌骨肌; 21.下颌骨体; 22.翼内肌; 23.颊肌; 24.翼外肌; 25.上颌窦; 26.下直肌; 27.外直肌; 28.眼球; 29.大脑中浅静脉; 30.额下回; 31.大脑中动脉; 32.岛叶皮质; 33.额中回; 34.额上沟

3. 经壳的矢状断层

断层特点：岛叶皮质消失，壳、内囊后肢、顶枕沟和侧脑室三角区及后角出现。

关键结构：壳、内囊后肢、侧脑室三角区及后角。

断面解析：颅内结构被小脑幕分为幕上结构和幕下结构，幕上结构中内囊后肢、侧脑室的三角区及后角清晰可见。在层面中部稍后方可见新月形的侧脑室三角区，其前下方延续为颞叶内狭长的侧脑室下角。侧脑室下角前上方颞极的白质内有卵圆形的灰质团块，即杏仁体。紧贴侧脑室三角区前方的圆形灰质为背侧丘脑，其前方较大的灰质团块为豆状核的壳，二者之间的白质为内囊后肢。内囊后肢上方宽厚的白质板为辐射冠。大脑半球周缘的皮质由前向后有眶回、额上回、中央前回、中央后回、顶上小叶、楔叶和舌回。侧脑室下角下方有海马，呈"鞋底状"斜向后上方，海马下方的脑回为海马旁回。海马旁回后方可见较小的侧脑室后角的断面，其前下方有枕前切迹。枕前切迹的后方是枕叶的舌回。颅后窝内有卵圆形的小脑，内有齿状核。小脑上方有弧形的小脑幕与大脑枕叶分隔，小脑幕后方为横窦（图1-8）。

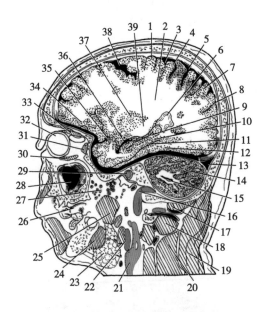

图1-8 经壳的矢状断层

1.中央前回；2.辐射冠；3.中央沟；4.中央后回；5.中央后沟；6.侧脑室；7.顶上小叶；8.顶枕沟；9.海马；10.海马旁回；11.侧副沟；12.枕颞内侧回；13.横窦；14.上半月小叶；15.齿状核；16.颈内静脉；17.头后大直肌；18.头下斜肌；19.头夹肌；20.横突棘肌；21.颈总动脉；22.下颌后静脉；23.下颌下腺；24.下颌舌骨肌；25.翼内肌；26.颏舌肌；27.翼静脉丛；28.上颌窦；29.颈内动脉；30.下直肌；31.外直肌；32.眼球；33.上直肌；34.眶回；35.大脑中动脉；36.侧脑室下角；37.壳；38.中央前沟；39.听辐射

在正中矢状面以外的层面上常以顶枕线作为顶叶和枕叶的分界。顶枕线不易辨认，可以海马长轴的延长线与半球表面相交处较深的沟确定顶枕线的位置。

4. 经内囊膝的矢状断层

断层特点：壳、内囊后肢、辐射冠、海马、侧脑室下角、后角消失，侧脑室中央部、内囊膝、小脑中脚、顶枕沟、距状沟断面出现。额叶下面是直回。

关键结构：大脑沟回、基底核、内囊、中脑、脑桥、小脑。

断面解析：小脑幕上方中部有新月形的侧脑室，其周围有弓形的胼胝体，其上方尚可见中扣带沟的一部分及中央旁小叶，后方有顶枕沟及距状沟；侧脑室下方有尾状核、豆状核的苍白球及背侧丘脑，其间的白质区为内囊膝。小脑幕下方有中脑、脑桥和小脑。中脑前方可见海马旁回的钩。钩的前下方有海绵窦，其内可见颈内动脉海绵窦段，海绵窦前上方有视神经；前下方有蝶窦，蝶窦前上方是筛窦（图 1-9）。

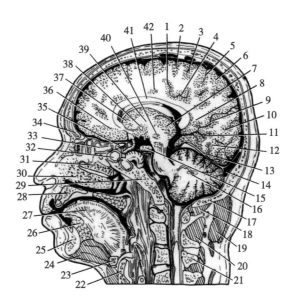

图 1-9 经内囊膝的矢状断层

1. 中央旁沟；2. 中央前沟；3. 中央沟；4. 扣带沟；5. 中央后沟；6. 楔前叶；7. 背侧丘脑；8. 扣带回峡；9. 顶枕沟；10. 楔叶；11. 距状沟后部；12. 舌回；13. 小脑幕；14. 窦汇；15. 钩；16. 齿状核；17. 枕骨；18. 头后小直肌；19. 头夹肌；20. 头后大直肌；21. 第 3 颈椎棘突；22. 甲状软骨；23. 舌骨；24. 下颌舌骨肌；25. 下颌体；26. 舌下腺；27. 颏舌肌；28. 上颌骨；29. 枕骨斜坡；30. 下鼻甲；31. 中鼻甲；32. 蝶窦；33. 筛窦；34. 额窦；35. 视神经；36. 直回；37. 尾状核；38. 前连合；39. 内囊膝；40. 红核；41. 胼胝体干；42. 扣带回

5. 正中矢状断层

断层特点：位于颅脑中部的中央旁小叶、第三、四脑室、中脑水管和松果体断面出现。

关键结构：胼胝体、扣带沟、顶枕沟、距状沟、第三脑室和第四脑室。

断面解析：颅内结构被小脑幕分为幕上结构和幕下结构，幕上结构有大脑的额叶、顶叶、枕叶及间脑；幕下结构为脑干和小脑。此断面主要显示颅脑正中面上的结构，如大脑镰、胼胝体、穹隆、垂体、松果体等。

在层面中部有连接两侧大脑半球的弓形白质板，即胼胝体，胼胝体周围有胼胝体沟和与胼胝体沟平行的扣带沟。扣带沟约在胼胝体干中部上方向上发出中央旁支，在压部上方向上转折形成边缘支。在顶叶下方与扣带回后部之间，扣带沟往下延伸至胼胝体压部后方的部分称顶下沟。半球后部可见由后上斜向前下的顶枕沟与下方由枕极向前的弓形的距状沟相交。扣带沟与胼胝体沟之间的脑回为扣带回，其向后延伸位于胼胝体压部与距状沟前份之间的部分为扣带回峡。扣带回周围的皮质由前向后是额内侧回、中央旁小叶、楔前叶、楔叶和舌回。胼胝体下方有透明隔连接穹隆，二者的外侧为侧脑室，经室间孔与第三脑室相通。第三脑室为两侧背侧丘脑之间的矢状裂隙。其前界为终板和前连合，后界为后连合和松果体，上界为第三脑室脉络组织，下界为视交叉、灰结节和乳头体。室内有丘脑间黏合连接两侧背侧丘脑。第三脑室向后下方经中脑水管通第四脑室。视交叉的下方有垂体和蝶窦。背侧丘脑下方依次有中脑、脑桥和延髓，脑桥和延髓背侧有小脑，在延髓后方小脑向下形成卵圆形的小脑扁桃体。中脑前方为脚间池，后方为四叠体池，四叠体池向上与大脑大静脉池相通。脑桥腹侧为桥池（内有基底动脉），向下通延髓前方的延池，延髓后方与小脑及枕骨之间有小脑延髓池。脑干肿瘤可导致基底动脉前移，第四脑室后移及脑干增粗等表现（图 1-10）。

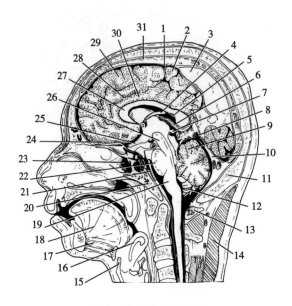

图 1-10 正中矢状断层

1. 中央旁支；2. 中央旁小叶；3. 大脑镰；4. 穹隆体；5. 帆间池；6. 大脑内静脉；7. 松果体；8. 直窦；9. 小脑前叶；10. 小脑幕；11. 枕骨；12. 小脑扁桃体；13. 寰椎后弓；14. 头半棘肌；15. 甲状软骨；16. 会厌；17. 颏舌骨肌；18. 颏舌肌；19. 延髓；20. 斜坡；21. 基底动脉；22. 脑桥；23. 蝶窦；24. 嗅球；25. 视交叉；26. 中脑；27. 胼胝体膝；28. 扣带沟；29. 额内侧回；30. 扣带回；31. 上矢状窦

二　颅脑的冠状断层解剖

颅脑冠状断层标本是以通过外耳门中点所作的 Reid 基线的垂线为基线，向前、后连续锯切而成。

（一）脑冠状断层的分部和各部特点

1. 颅脑冠状断层的分部　颅脑的冠状层面可分为前、中、后三部分，前部为胼胝体膝出现以前的层面，主要特征为纵向的大脑镰将大脑半球分为左、右两部分；中部为胼胝体和基底核区所在的层面，主要特征是左、右侧大脑半球由胼胝体相连；后部为胼胝体压部后方的层面，主要特征为颅腔内的脑组织被大脑镰和小脑幕分隔为三部分。

2. 颅脑前部的冠状层面　一般有 3~4 个层面，此部分主要是辨认额叶上的脑沟和脑回，为临床颅脑外伤和硬膜外血肿的定位诊断提供解剖学依据。

3. **颅脑中部的冠状层面**　一般有5~6个层面，主要观察胼胝体、基底核区、侧脑室和第三脑室的形态、位置及其变化；同时辨认外侧沟和中央沟，以区分额叶、顶叶和颞叶，为临床脑梗死和脑出血的定位诊断提供形态学基础。

4. **颅脑后部的冠状层面**　一般有4~5个层面，主要观察侧脑室后角和小脑的形态、位置及其变化；同时辨认顶枕沟，以区分顶叶与枕叶，为临床上顶叶、枕叶和小脑，尤其是小脑幕切迹疝和小脑扁桃体疝的影像诊断提供形态学依据。

（二）颅脑典型冠状断层解析

1. 经鸡冠的冠状断层

断层特点：额嵴消失，鸡冠和扣带回前部出现，额窦缩小或已消失，筛窦断面增大，上颌窦出现。

关键结构：大脑额叶沟回、鸡冠。

断面解析：此层面通过鸡冠后部、扣带回前部已出现。颅腔被大脑镰分为左、右两半，分别容纳左、右额叶。大脑镰上缘有上矢状窦，下缘连接鸡冠。半球上外侧面从上到下有额上、中、下回；内侧面有额内侧回和扣带回前部；下面被嗅束沟分为内侧的直回和外侧的眶回。眶腔内有眼球后部及其周围组织，眶腔下方有略呈方形的上颌窦（图1-11）。

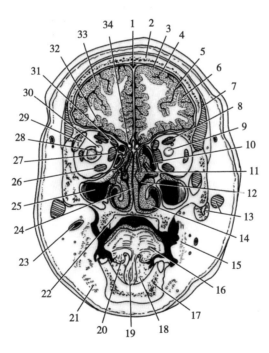

图 1-11 经鸡冠的冠状断层

1. 上矢状窦；2. 额骨；3. 硬脑膜；4. 额上沟；5. 额下沟；6. 额下回；7. 颞肌；8. 上睑提肌及上直肌；9. 视神经；10. 筛窦；11. 中鼻甲；12. 中鼻道；13. 咬肌；14. 下鼻甲；15. 颊肌；16. 舌横肌；17. 下颌骨；18. 舌下腺；19. 颏舌肌；20. 舌垂直肌；21. 降下唇肌；22. 腭大动脉；23. 面静脉；24. 鼻中隔；25. 上颌窦；26. 下直肌；27. 内直肌；28. 视网膜；29. 泪腺；30. 视神经；31. 上斜肌；32. 眶回；33. 额中回；34. 嗅束

2. 经胼胝体膝的冠状断层

断层特点：鸡冠消失，胼胝体膝、侧脑室前角和外侧沟前支断面出现。

关键结构：胼胝体膝、侧脑室前角、外侧沟前支、前床突。

断面解析：断面中部可见胼胝体膝连接两侧大脑半球，胼胝体膝外侧可见裂隙状的侧脑室前角、尾状核头及较深的外侧沟前支。大脑半球上外侧面和底面的结构同前一冠状断面。上外侧面由上到下有额上、中、下回，外侧沟前支下方的脑回为额下回眶部；内侧面有额内侧回、扣带回、胼胝体膝、胼胝体下区和直回；半球下面为直回和眶回。额叶下方有颞极。上矢状窦和大脑镰位于大脑纵裂上部。由于大脑前动脉主干是从胼胝体膝的下、前及背侧绕行，故在胼胝体膝的上、下方都可见到大脑前动脉的断面（图 1-12 ）。

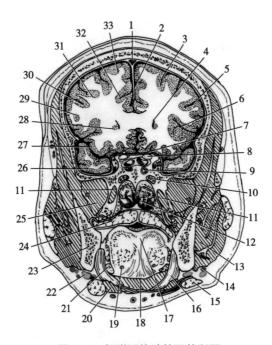

图 1-12 经胼胝体膝的冠状断层

1. 上矢状窦; 2. 大脑镰; 3. 额上沟; 4. 侧脑室前角; 5. 额下沟; 6. 外侧沟前支; 7. 嗅束; 8. 视神经; 9. 蝶窦; 10. 翼管; 11. 翼内肌; 12. 鼻咽和咽扁桃体; 13. 咬肌; 14. 面静脉; 15. 下颌下腺; 16. 下颌舌骨肌; 17. 舌体; 18. 颏舌骨肌; 19. 舌动脉; 20. 二腹肌前腹; 21. 舌下腺; 22. 下颌下淋巴结; 23. 下颌体; 24. 腭大腺; 25. 翼外肌; 26. 颞叶; 27. 岛叶; 28. 尾状核; 29. 额下回; 30. 额下沟; 31. 额中回; 32. 扣带沟; 33. 额上回

3. 经胼胝体嘴的冠状断层

断层特点：胼胝体膝消失，胼胝体干、透明隔、胼胝体嘴、岛叶、外侧沟后支出现。

关键结构：胼胝体嘴、胼胝体干、侧脑室、外侧沟。

断面解析：断面中部胼胝体干、透明隔及胼胝体嘴连成倒"工"字形结构，其两侧为倒"八"字形的侧脑室前角。侧脑室前角外侧为尾状核头、内囊、豆状核、外囊、屏状核、最外囊及岛叶皮质。岛叶外侧为横"Y"形的外侧沟。外侧沟上方有额上、中、下回；下方为颞极，其外侧面可见颞上、中、下回。半球内侧面有额内侧回、扣带回；下面直回和眶回逐渐消失。蝶骨体两侧与颞极之间有展神经及颈内动脉（图 1-13 ）。

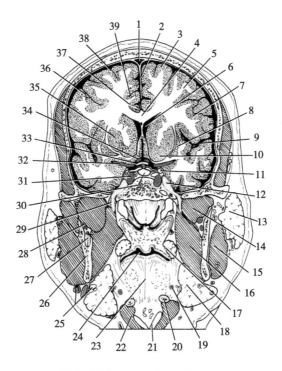

图 1-13　经胼胝体嘴的冠状断层

1. 上矢状窦; 2. 大脑镰; 3. 额上回; 4. 胼胝体; 5. 额中回; 6. 侧脑室前角; 7. 额下回; 8. 屏状核; 9. 外侧沟; 10. 伏隔核; 11. 动眼神经和滑车神经; 12. 三叉神经节; 13. 腮腺; 14. 翼外肌; 15. 咬肌; 16. 翼内肌; 17. 腭扁桃体; 18. 下颌下腺; 19. 舌动脉; 20. 舌骨大角; 21. 甲状软骨; 22. 舌骨下肌群; 23. 舌根; 24. 口腔; 25. 面动、静脉; 26. 下颌骨; 27. 下牙槽神经; 28. 上颌动脉; 29. 下颌神经; 30. 垂体; 31. 颈内动脉; 32. 大脑中动脉; 33. 视交叉; 34. 大脑前动脉; 35. 豆状核; 36. 额下沟; 37. 扣带回; 38. 额上沟; 39. 扣带沟

4. 经小脑中脚的冠状断层

断层特点: 颅内结构被大脑镰和小脑幕分为三部分, 松果体和帆间池消失, 小脑幕、小脑半球、小脑中脚、缘上回和视辐射断面出现。

关键结构: 大脑沟、回, 颞横回, 内、外侧膝状体, 下橄榄核。

断面解析: 此断面上颅后窝内脑干和小脑中脚同时出现, 形成 "十" 字形。颅内结构被大脑镰和小脑幕分为三部分, 大脑镰两侧为左、右大脑半球, 其间是大脑纵裂池; 小脑幕下方是脑干和小脑, 小脑上方与小脑幕之间为小脑上池。大脑镰上端有上矢状窦。大脑半球内的腔隙为侧脑室的三角区, 其上方的白质区为辐射冠; 外侧有视辐射。大脑半球上外侧面从上到下有中央前回、中央后回、顶下小叶、缘上回、颞中回和颞下回; 内侧面是中央旁小叶和下方的扣带回; 胼胝体下方、右侧脑室与第三脑室由室间孔相连, 形成 "Y" 形。第三脑室外侧为背侧丘脑, 其外侧是视辐射。端脑底面由枕颞沟和侧副沟分隔枕颞外侧回、枕颞内侧回和海马旁回。中脑、脑桥和延髓位于颅后窝, 与小脑中脚形成 "十" 字形, 周围有小脑。中脑内有中脑水管, 脑桥两侧经小脑中脚连接小脑半球。脑桥、延髓和小脑之间为脑桥小脑三角, 内有舌咽神经、迷走神经和副神经通过 (图 1-14)。

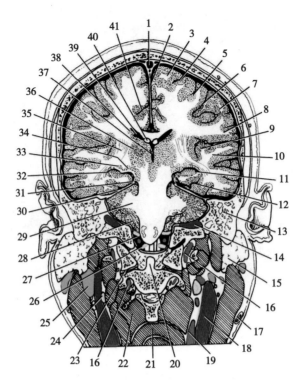

图 1-14 经小脑中脚的冠状断层

1. 上矢状窦; 2. 大脑镰; 3. 额上回; 4. 额上沟; 5. 中央前沟; 6. 中央沟; 7. 中央后回; 8. 缘上回; 9. 颞横回; 10. 颞上回; 11. 侧脑室下角; 12. 侧副沟; 13. 乳突小房; 14. 乙状窦; 15. 腮腺; 16. 椎动脉; 17. 颈外静脉; 18. 颈内静脉; 19. 颈内动脉; 20. 枢椎齿突; 21. 咽缩肌; 22. 颈长肌; 23. 寰枢外侧关节; 24. 迷走神经; 25. 颈外侧深淋巴结; 26. 第1颈神经; 27. 副神经; 28. 小脑扁桃体; 29. 小脑中脚; 30. 小脑幕; 31. 滑车神经; 32. 海马体; 33. 外侧膝状体; 34. 内侧膝状体; 35. 视辐射; 36. 背侧丘脑; 37. 第三脑室; 38. 尾状核; 39. 侧脑室前角; 40. 穹隆; 41. 扣带沟

5. 经侧脑室后角的冠状断层

断层特点：大脑镰、小脑幕连接在一起，形成"人"字形，将颅内结构分为三部分。

关键结构：大脑沟回、视辐射、小脑、脑膜结构。

断面解析：大脑镰和小脑幕连接在一起，形成"人"字形，大脑镰上端有上矢状窦，下端与小脑幕相连处有直窦，小脑幕两侧是横窦。小脑幕上方为大脑顶叶和颞叶断面，其内下方的裂隙为侧脑室后角，后角外上方的白质为视辐射。后角内侧壁上的隆起为禽距，是识别距状沟前部的标志。大脑半球背外侧面从上到下依次有中央后回、顶上小叶、缘上回、角回、颞中回和颞下回。内侧面有扣带沟缘支、顶下沟及距状沟前部，分隔中央旁小叶后部、楔前叶、楔叶和舌回。枕叶底面由内侧向外侧是舌回、枕颞内侧回和枕颞外侧回。小脑由小脑蚓及小脑半球构成，小脑蚓的上部是山顶，下部为蚓垂（图 1-15）。

（三）冠状断层小结

乳头体层面：额下回消失，中央前回下部开始出现，大脑背外侧面从上往下是额上回、额中回和中央前回；红核层面：额中回消失，中央后回出现，大脑背外侧面从上往下是额上回、中央前回和中央后回；松果体层面：额上回消失；齿状核层面：中央前回消失；蚓垂层面：中央后回消失。

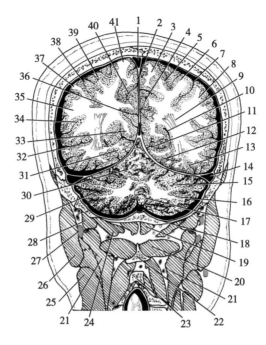

图 1-15 经侧脑室后角的冠状断层

1.上矢状窦；2.大脑镰；3.中央后回；4.楔前叶；5.中央后回；6.顶上小叶；7.顶内沟；8.顶下小叶；9.视辐射；10.侧脑室后角；11.距状沟；12.侧副沟；13.枕颞沟；14.横窦；15.上半月小叶；16.下半月小叶；17.蚓垂；18.枕骨；19.头后小直肌；20.头下斜肌；21.头半棘肌；24.颈半棘肌；25.头后大直肌；26.头夹肌；27.枕淋巴结；28.颈最长肌；29.水平裂；30.山坡；31.舌回；32.颞下沟；33.扣带回峡；34.颞上沟；35.角回；36.顶下沟；37.顶下小叶；38.顶内沟；39.顶上小叶；40.扣带沟边缘支；41.中央后回

第三节 脑血管的应用解剖

一 脑血管的特点

1. **两大来源** 脑的动脉来自颈内动脉系和椎 – 基底动脉系，两者在脑底部吻合成 Willis 环。

2. **自成体系** 脑的血供与硬脑膜及颅骨的血供无关，硬脑膜的血供主要来自颈外动脉（上颌动脉发出的脑膜中动脉）。

3. **管壁较薄** 脑动脉的管壁较薄，类似颅外同等大小的静脉。

4. **行程弯曲** 进入颅腔的动脉其行程均极度弯曲，这是脑动脉无搏动的主要原因。

5. **浅深不同** 大脑的动脉分为皮质支（供应皮质和浅层髓质）和中央支（供应基底核、内囊及间脑），二者互不吻合。皮质支在软脑膜内形成丰富的吻合，在功能上可视为脑表面的"血液平衡池"。

6. **区域差异** 脑的不同部位血供不同，皮质的血供丰富，尤以视皮质丰富。

7. **动静脉分离** 脑的动脉和静脉多不伴行。

8. **无静脉瓣** 脑静脉和硬脑膜窦内无静脉瓣。

9. **屏障保护**　脑毛细血管与神经元之间隔有血脑屏障分隔，使神经元处于一个相对独立的微环境中，但在松果体、下丘脑的正中隆起、垂体后叶、延髓最后区、后连合、终板和脉络丛等区域缺乏血脑屏障。

10. **多有变异**　脑血管的变异甚多，尤其脑底动脉环。

二　脑的动脉

脑的动脉包括颈内动脉系和椎－基底动脉系。颈内动脉系供应大脑半球的前2/3、间脑前部；椎－基底动脉系供应大脑半球的后1/3、间脑后部、脑干和小脑。以小脑幕为界，幕上结构接受颈内动脉系和基底动脉发出的大脑后动脉的血液供应，幕下结构接受椎－基底动脉系其他分支的血液供应。

（一）颈内动脉系

1. 颈内动脉的行程和分段　颈内动脉系由颈内动脉及其各级分支构成，颈内动脉根据行程分为颅外段和颅内段。

（1）颅外段（颈段）：从颈总动脉分叉处至颈动脉管外口处，位于颈部，没有分支，位置较深，难以触及。起始处的颈动脉窦是压力感受器，参与心率和血压的调节。

（2）颅内段：颈动脉造影时一般将其分为5段：

C_5 段，为岩骨段（颈动脉管段，神经节段）。全长位于颞骨岩部的颈动脉管内，与中耳鼓室和咽鼓管相毗邻。

C_4 段（海绵窦段），紧贴蝶骨体外侧，穿行于海绵窦内，外侧与展神经、动眼神经、滑车神经、眼神经和上颌神经相邻。C_4 段与 C_5 段移行处形成一个环形的狭窄。

C_3 段（前膝段、膝段），为海绵窦段向前在前床突内侧转折向上至穿过海绵窦顶部硬脑膜的一段，多呈"U"形或"V"形，向前发出眼动脉。

C_2 段（视交叉段、床突上段），在前后床突连线稍上方（海绵窦上方）的蛛网膜下隙内水平后行，在前穿质下方续于后膝段。

C_1 段（后膝段或终段），位于床突上段上方，参与 Willis 环构成的一段，在后床突前方向上至分叉处。发出后交通动脉、脉络丛前动脉、大脑前动脉和大脑中动脉。

C_1 段，其大脑前动脉（A_1 段）和大脑中动脉（M_1 段）处称颈内动脉分叉部，在脑血管造影的前后位片上呈"T"形，形态改变时有助于颅内病变的诊断；在侧位片上，C_2、C_3 和 C_4 段呈"U"形或"V"形，称颈内动脉虹吸部，是颈内动脉硬化的好发部位。

2. 颈内动脉的主要分支

（1）眼动脉：自 C_3 段发出，经视神经管入眶，供应眼的血液。

（2）后交通动脉：自 C_1 段发出，与大脑后动脉吻合。

（3）脉络丛前动脉：自 C_1 段发出，经脉络裂入侧脑室下角，形成脉络丛。脉络丛前动脉又分为皮质支和中央支，皮质支供应海马和钩；中央支供应内囊后肢的后下部和苍白球等。该血管特点是管径细、行程长、易梗死，所以临床上苍白球和海马发病较多。

（4）大脑前动脉（anterior cerebral artery）：成直角或近似直角，从 C_1 段发出，行向前侧进入大脑纵裂，然后绕胼胝体沟后行。动脉造影时将其分为5段。

A_1 段（水平段）：从起始处至前交通动脉发出处，在视神经上方从后外行向前内至大脑纵裂内。该段发出中央支，即内侧豆纹动脉，供应尾状核及内囊前肢。

A_2 段（上行段，胼胝体下段）：从前交通动脉发出处至额极动脉发出处。该段近端发出内侧豆纹动脉返支（Heubner 回返动脉）。该动脉有时也可以从 A_1 段或前交通动脉发出。

A_3 段（膝段）：绕胼胝体膝的部分。该段与 A_2 段的分界处相当于额极动脉发出处。

A_4 段（胼周段）：行于胼胝体沟内，也称胼周动脉。

A_5 段（终段）：胼周段向后在胼胝体压部后缘分为楔前动脉和胼胝体后动脉，其中楔前动脉为大脑前动脉的终段（A_5 段）（图 1-16）。

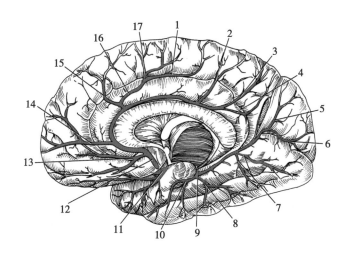

图 1-16 大脑内侧面和底面的动脉

1. 额后内侧动脉；2. 旁中央动脉；3. 楔前动脉；4. 胼胝体后动脉；5. 顶枕动脉；6. 距状沟动脉；7. 颞下后动脉；8. 颞下中间动脉；9. 大脑后动脉；10. 颞下前动脉；11. 大脑中动脉；12. 大脑前动脉；13. 额底内侧动脉；14. 额极动脉；15. 额前内侧动脉；16. 胼缘动脉；17. 额中内侧动脉

分支及分布：大脑前动脉的分支可分为三组，即皮质支、中央支和胼胝体旁支。

皮质支：从 A_2 段发出额底内侧动脉（眶额动脉）和额前内侧动脉；A_4 段发出额中内侧动脉、额后内侧动脉（额中内侧动脉与额后内侧动脉常共干起于胼周动脉，称为胼胝体缘动脉，简称胼缘动脉）、旁中央动脉和楔前动脉（A_5 段）。通过以上分支供应额叶底面的内侧部分、顶枕沟以前的半球内侧面及上外侧面的上部的血液。

中央支，即内侧豆纹动脉，包括返支和基底支。返支（Heubner 回返动脉），发自 A_2 段近端，供应壳、尾状核头及内囊前下部；基底支，发自 A_2 段近端，供应视交叉和下丘脑。

另外，A_4 段尚向下发出 7~20 支胼胝体旁支，供应胼胝体和透明隔。

（5）大脑中动脉（middle cerebral artery）：是颈内动脉的直接延续，发出后向外侧进入大脑外侧沟，在岛叶表面向后行。

1）行程和分段：根据行程，影像学上将大脑中动脉分为 5 段（图 1-17）。

M_1 段（水平段、眶后段）：从颈内动脉发出至进入外侧沟之前，水平向后外走行，发出中央支（外侧豆纹动脉）。中央支又分为内侧穿动脉和外侧穿动脉。

M_2 段（回旋段、岛叶段）：在岛叶皮质表面向后走行，呈"U"形，发出颞前动脉。

M_3 段（外侧沟段）：隐藏于外侧沟内，有单干、双干和三干三种类型。发出数条皮质支到大脑半球的上外侧面。M_2 段向前发出较小的额底外侧动脉（眶额动脉）；向上发出较大的额顶

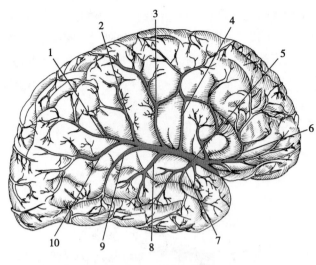

图1-17 大脑中动脉

1. 顶后动脉；2. 中央后沟动脉；3. 中央沟动脉；4. 中央前沟动脉；5. 大脑中动脉；6. 额底外侧动脉；
7. 颞前动脉；8. 颞中间动脉；9. 颞后动脉；10. 角回动脉

升动脉，后者再分为中央前沟动脉、中央沟动脉和中央后沟动脉，走行于相应的沟内，三者形同蜡烛台，又称蜡台动脉。以上分支供应大脑半球上外侧面的大部分。

M_4 段（分叉段）：大脑中动脉从外侧沟后端浅出至分支为角回动脉和顶后动脉处。

M_5 段（终段）：即角回动脉。

M_2、M_4、M_5 称大脑外侧沟动脉组。

2）分支与分布：大脑中动脉的分支有皮质支和中央支。

皮质支有额底外侧动脉（眶额动脉）、中央前沟动脉、中央沟动脉、中央后沟动脉、颞前动脉、颞中间动脉、颞后动脉、顶后动脉和角回动脉。通过以上分支供应大脑半球上外侧面的大部分和岛叶。

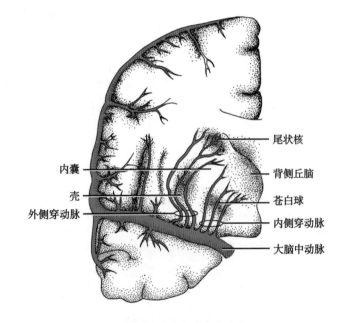

图1-18 大脑中动脉中央支

中央支，即外侧豆纹动脉，由 M_1 段发出，供应壳的大部、苍白球外侧部、尾状核的头和体、内囊前肢和后肢的上半及附近放射冠等。此组动脉是供应纹状体和内囊的主要动脉，容易破裂出血，故称为"出血动脉"（图1-18）。

（二）椎 - 基底动脉系

1. 椎动脉（vertebral artery）

（1）行程和分段：椎动脉起于锁骨下动脉，穿过第 6～1 颈椎横突孔，然后经枕骨大孔进入颅腔。在延髓前方上升，至延髓脑桥沟处两条椎动脉合在一起，形成基底动脉。基底动脉沿着脑桥腹侧的基底沟上升，在脑桥上缘分为两条小脑上动脉和两条大脑后动脉。椎动脉的行程及分段如下：

V_1 段（横突孔段）：穿过 $C_{6\sim2}$ 横突孔垂直上行。

V_2 段（横段）：从枢椎横突孔穿出后，在第 1、2 颈椎之间横向外侧的一段。

V_3 段（寰椎段）：从枢椎外侧端弯曲向上，再穿过寰椎横突孔的一段。

V_4 段（枕骨大孔段）：自寰椎段上端水平向内侧，再弯向上垂直上行穿枕骨大孔。

V_5 段（颅内段）：椎动脉穿枕骨大孔进入颅腔以后的一段。

（2）颅内段主要分支

脑膜支：1 ～ 2 支，平枕骨大孔处发出，分布于颅后窝的硬脑膜及小脑幕。

脊髓前、后动脉：供应脊髓的血液。

延髓动脉：2 ～ 5 支，在接近脑桥下缘处发出，绕锥体和橄榄向后，分布于延髓。

小脑下后动脉：多在延髓橄榄中部水平发出，在第Ⅸ～Ⅺ对脑神经根后方，转折向上至脑桥下缘再转折向下，进入小脑谷，分布于小脑下面的后部。该动脉走行弯曲，易形成血栓，导致小脑下面后部的血液供应障碍。

2. 基底动脉（basilar artery）

（1）主要分支

小脑下前动脉：供应小脑下面前部。

迷路动脉：多发自小脑下前动脉，随前庭蜗神经进入内耳。

脑桥动脉：3 ～ 7 支，分布于脑桥基底部。

小脑上动脉：供应小脑上面。

大脑后动脉：为基底动脉的终末支，以后交通动脉与颈内动脉吻合。

（2）大脑后动脉（posterior cerebral artery）

1）行程和分段（图 1-19）

P_1 段（水平段）：位于脚间池和环池内，水平向外侧走行的一段，长约 2 cm。相当于从大脑后动脉起始处至后交通动脉连接处的一段。

P_2 段（纵向段）：是围绕中脑向后上走行的一段，从后交通动脉连接处至中脑后缘。

P_3 段（颞支段），是位于中脑后方，大脑后动脉发出颞支的一段，从大脑脚后缘至大脑后动脉分为顶枕动脉和距状沟动脉的分叉处。

P_4 段（终段），为从 P_3 段进入距状沟后发出的顶枕动脉和距状沟动脉。

2）主要分支：大脑后动脉分皮质支、中央支和胼胝体压支。

皮质支：有颞下前动脉、颞下中间动

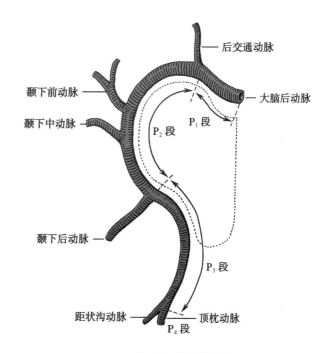

图 1-19 大脑后动脉分段

脉、颞下后动脉、距状沟动脉和顶枕动脉，供应颞叶的底面和内侧面以及枕叶。

中央支（丘纹动脉）：一般发自 P_1 段，供应脑干、背侧丘脑、下丘脑、外侧膝状体等。

胼胝体压支：分布于胼胝体压部。

（三）大脑动脉环

大脑动脉环（cerebral arterial circle）是位于大脑底部、蝶鞍上方，由颈内动脉和椎－基底动脉的分支围绕视交叉、灰结节和乳头体形成的动脉环，又称为 Willis 环。由前交通动脉、大脑前动脉的起始段、颈内动脉末段、后交通动脉和大脑后动脉的起始段构成。大脑动脉环连接颈内动脉系和椎－基底动脉系，对大脑的血液供应起调节和代偿作用。

Willis 环的类型：以种系发生为基础，可将大脑动脉环分为五型，即近代型、原始型、过渡型、混合型和发育不全型。中国人以近代型为最多，占 64.68%（图 1-20）。

Willis 环的最佳显示层面：CT 轴位扫描，取与眦耳线呈 3°～5° 角，基线上方 25～35mm 层面可完全显示 Willis 环。

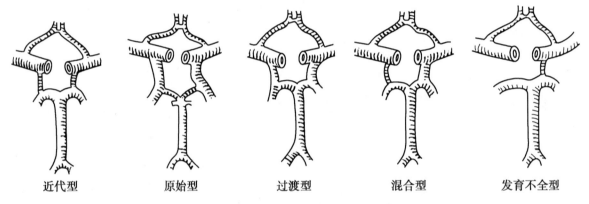

| 近代型 | 原始型 | 过渡型 | 混合型 | 发育不全型 |

图 1-20 大脑动脉环的类型

（四）基底核区的动脉供应

1. 基底核区（region of basal nuclei） 指基底核和其邻近的区域，主要包括基底核（尾状核、豆状核、杏仁体和屏状核）、背侧丘脑和穿经其间的投射纤维，是临床上颅内病变的多发部位。

2. 基底核区的动脉供应 主要来自大脑动脉环及参与动脉环组成的血管的起始段发出的中央支（图 1-21）。主要包括以下分支：

（1）内侧豆纹动脉：发自 A_1，分布于壳、尾状核头、内囊前肢下部、下丘脑。

（2）外侧豆纹动脉：发自 M_1，向上经豆状核的外侧面至豆状核上方转向内侧，跨越豆状核和内囊到达尾状核，分布于内囊前、后肢上部及纹状体上部。

（3）丘纹动脉：发自 P_1，分布于内囊后肢前部、背侧丘脑和后丘脑。

（4）脉络丛前动脉：起自 C_1 或 M_1，分布于内囊膝和内囊后肢下部，主干分布于纹状体大部、杏仁体和下丘脑。

（5）脉络丛后动脉：发自 P_2 段，分布于背侧丘脑、后丘脑和松果体等。

（6）前、后交通动脉的穿支：分布于背侧丘脑和下丘脑等。

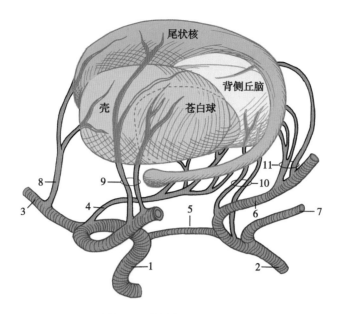

图 1-21 基底核区动脉供应

1.颈内动脉；2.基底动脉；3.大脑前动脉；4.脉络丛前动脉；5.后交通动脉；6.大脑后动脉；7.小脑上动脉；8.内侧豆纹动脉；9.外侧豆纹动脉；10.丘纹动脉；11.脉络丛后动脉

三 大脑的静脉

分为浅、深两群。

（一）大脑浅静脉

大脑浅静脉收集大脑皮质及邻近髓质的静脉血，注入硬脑膜窦。

1. **大脑上静脉** 6～16 条，收集大脑背外侧面和内侧面上部的血液，注入上矢状窦。

2. **大脑中浅静脉** 行于外侧沟内，收集大脑半球上外侧面血液，向前注入海绵窦。亦可经上吻合静脉（Trolard 静脉）注入上矢状窦，经下吻合静脉（Labbe 静脉）注入横窦。

3. **大脑下静脉** 2～3 支，收集大脑半球背外侧面下部和半球下面的血液，注入岩上窦和横窦。

（二）大脑深静脉

收集大脑深部的静脉血，血液从周围流向中央，最终汇成大脑大静脉，注入直窦。

1. **大脑大静脉（Galen 静脉）** 由两侧大脑内静脉在胼胝体压部下方合成，向后注入直窦。

2. **大脑内静脉** 左右各一，位于第三脑室顶中线两侧的脉络丛内。多数（约 80%）始于室间孔后缘，由透明隔静脉和丘脑纹状体静脉在室间孔后方汇合而成。丘脑纹状体静脉与大脑内静脉连接处形成一个向后开放的锐角，称静脉角（venous angle）。其形态、位置较恒定，为室间孔和脑血管造影时的标志结构。

3. **基底静脉（Rosenthal 静脉）** 左右各一，由大脑前静脉和大脑中深静脉在前穿质附近合成，沿视束腹侧，绕大脑脚向后，经内、外侧膝状体之间，注入大脑大静脉。

（三）脑底静脉环

脑底静脉环分前、后两个。

1. 脑底静脉前环（Rosenthal 环）　前方由前交通静脉连接左、右大脑前静脉，后方由后交通静脉连接左、右大脑脚静脉，两侧由左、右基底静脉等共同围成。此环基本上与大脑动脉环伴行，但位置较深，管径较细。

2. 脑底静脉后环　由后交通静脉、两侧的大脑脚静脉、基底静脉和后方的大脑大静脉组成。比 Willis 环偏后，较深且范围较大。

Willis 环和 Rosenthal 环均是血管瘤的好发部位。

第四节　头部断层解剖复习思考题

一　单项选择题

（在 5 个备选答案中选出一个最正确的答案，多选少选均不得分）

1. 中央前回属于大脑的

　　A. 额叶　　　　　B. 顶叶　　　　　C. 枕叶　　　　　D. 颞叶　　　　　E. 岛叶

2. 中央后回属于大脑的

　　A. 额叶　　　　　B. 顶叶　　　　　C. 枕叶　　　　　D. 颞叶　　　　　E. 岛叶

3. 下列关于脑沟的说法，错误的是

　　A. 外侧沟由半球下面经外侧面斜向后上方

　　B. 中央沟起于半球上缘中点稍后方

　　C. 顶枕沟位于半球外侧面的后部

　　D. 胼胝体沟位于胼胝体的背面

　　E. 扣带沟位于胼胝体沟上方并与之平行

4. 关于顶下沟的说法，正确的是

　　A. 位于额内侧回下方　　　　　　　　B. 在中央旁小叶前方

　　C. 在中央旁小叶后方　　　　　　　　D. 在大脑外侧面

　　E. 在楔前叶的前下方与扣带回之间

5. 关于扣带回峡的说法，正确的是

　　A. 位于胼胝体膝部下方　　　　B. 位于扣带沟下方与胼胝体沟之间

　　C. 位于距状沟下方　　　　　　D. 位于距状沟前部与胼胝体沟后部之间

　　E. 位于距状沟与顶枕沟之间

6. 海马沟上方呈锯齿状的窄条皮质是

　　A. 海马旁回　　　　　　　　B. 齿状回　　　　　　　　C. 枕颞内侧回

　　D. 枕颞外侧回　　　　　　　E. 舌回

7. 关于内囊的说法，正确的是

    A. 位于尾状核、背侧丘脑、屏状核之间

    B. 每侧内囊自前向后依次为前肢、后肢和膝部

    C. 在水平切面上，内囊呈尖向内侧的"V"形

    D. 由上行的纤维束构成

    E. 后肢血栓或出血往往导致截瘫症状

8. 形成辐射冠的主要纤维是

    A. 联络纤维   B. 连合纤维   C. 投射纤维   D. 胼胝体   E. 弓状纤维

9. 脑立体定位手术常使用的基线是

    A. 眦耳线   B. Reid 基线   C. 上眶耳线   D. 连合间线   E. 正中线

10. CT 及 MRI 轴位扫描时最常用的基线是

    A. 眦耳线   B. Reid 基线   C. 上眶耳线   D. 连合间线   E. 正中线

11. 在横断面上，关于中央沟的叙述，错误的是

    A. 大部分中央沟为一不中断的沟

    B. 较深，约起自脑断面外缘中份处

    C. 一般中央后回较中央前回后

    D. 可在中央旁小叶外侧辨认中央沟

    E. 大脑白质的髓突的形态有助于辨认中央沟

12. 在横断层面上识别距状沟前部的标志是

    A. 海马   B. 侧副隆起   C. 侧副沟

    D. 禽距   E. 海马旁回

13. 识别中央旁小叶的主要标志是

    A. 扣带沟   B. 中央沟

    C. 扣带沟边缘支   D. 中央前沟   E. 中央后沟

14. 区分内囊前肢与内囊后肢的标志是

    A. 豆状核   B. 壳   C. 尾状核   D. 苍白球   E. 背侧丘脑

15. 横断层面从上往下侧脑室最先出现的是

    A. 前角   B. 中央部   C. 后角   D. 三角区   E. 下角

16. 横断层面从上往下胼胝体最先出现的是

    A. 嘴   B. 膝   C. 干   D. 后角   E. 压部

17. 在颅脑横断面上识别杏仁体的主要标志是

    A. 杏仁体、钩和侧脑室下角的恒定关系   B. 杏仁体位于钩的深面

    C. 在侧脑室下角前方   D. 在交叉池两侧的深面

    E. 杏仁体与尾状核的关系

18. 经颈动脉管的横断层上，见不到的鼻旁窦有

    A. 额窦   B. 筛窦前、中群   C. 上颌窦

    D. 蝶窦   E. 筛窦后群

19. 经胼胝体干的横断层面上，紧贴胼胝体干外侧的结构是

    A. 侧脑室中央部   B. 胼胝体干   C. 尾状核体

    D. 缘上回   E. 角回

20. 髓质型脑萎缩的临床影像学主要表现是

 A. 脑沟加深   B. 脑裂变宽   C. 脑回变窄

 D. 脑室扩大   E. 蛛网膜下腔增宽

21. 外囊位于

 A. 尾状核与豆状核之间   B. 背侧丘脑与豆状核之间

 C. 壳与屏状核之间   D. 屏状核与鸟叶皮质之间

 E. 背侧丘脑与尾状核之间

22. 岛叶皮质外侧的脑沟是

 A. 中央沟   B. 顶枕沟   C. 距状沟

 D. 扣带沟   E. 外侧沟

23. 正中矢状面见不到的脑回是

 A. 中央旁小叶   B. 额内侧回   C. 顶上小叶

 D. 楔前叶   E. 楔叶

24. 正中矢状面上不出现的脑室是

 A. 侧脑室   B. 第三脑室   C. 第四脑室

 D. 第五脑室   E. 第六脑室

25. 在正中矢状面以外的矢状层面上，寻找顶枕沟的常用标志是

 A. 中央沟   B. 枕前切迹沟   C. 距状沟

 D. 海马长轴的延长线   E. 外侧沟

26. 经外侧沟后支中份的矢状层面上不出现的脑回是

 A. 额上回   B. 缘上回   C. 角回

 D. 中央前回   E. 颞下回

27. 经岛叶皮质的矢状层面上无

 A. 额上回   B. 中央前回   C. 中央后回   D. 顶上小叶   E. 侧脑室下角

28. 经壳矢状层面上不出现的结构是

 A. 内囊后肢   B. 海马   C. 豆状核   D. 侧脑室前角   E. 背侧丘脑

29. 冠状层面由前到后胼胝体最先出现的是

 A. 嘴   B. 膝   C. 干   D. 压部   E. 体部

30. 冠状层面由前到后，侧脑室最先出现

 A. 前角   B. 下角   C. 三角区   D. 后角   E. 中央部

31. 在经视交叉的冠状断层上，构成侧脑室前角下外侧壁的灰质团块是

 A. 背侧丘脑   B. 尾状核头   C. 苍白球   D. 杏仁体   E. 屏状核

32. 经中央前回下部的冠状层面上无

 A. 内囊前肢   B. 内囊膝   C. 内囊后肢   D. 中央沟   E. 中央后回

33. 胼胝体压部消失以后的冠状层面上不出现

 A. 侧脑室后角   B. 侧脑室下角   C. 角回   D. 顶上小叶   E. 顶下小叶

34. 在冠状层面上，脑底面的颞叶与枕叶的分界标志是

 A. 侧脑室前角   B. 胼胝体嘴   C. 舌回   D. 胼胝体压部   E. 距状沟前部

35. 不属于脑室系统的是

 A. 侧脑室   B. 小脑延髓池   C. 中脑水管   D. 第四脑室   E. 第三脑室

36. 脑池中体积最大的是

    A. 脚间池　　　B. 四叠体池　　　C. 小脑延髓池　D. 环池　　　　　E. 桥池

37. 连接第三脑室与第四脑室的结构是

    A. 中央管　　　　　　　　　　B. 室间孔　　　　　　　　　　C. 中脑水管

    D. 第四脑室外侧孔　　　　　　E. 第四脑室正中孔

38. 可显示大脑纵裂池全长的横断层面是

    A. 经垂体的横断层　　　　　　B. 经半卵圆的横断层

    C. 经胼胝体干的横断层　　　　D. 经松果体的横断层

    E. 经乳头体的横断层

39. 关于大脑外侧窝池，错误的是

    A. 呈横置的"Y"形　　　　　　B. 其前、后支又称为岛池

    C. 内有大脑中动脉岛叶段经过　D. 内有大脑中浅静脉穿过

    E. 老年人的外侧窝池往往明显增宽

40. 关于帆间池，错误的是

    A. 下界为第三脑室顶　　　　　B. 上界为穹隆体和穹隆连合

    C. 两侧界为穹隆的内侧缘　　　D. 后界为胼胝体压部

    E. 下界为视交叉、灰结节和乳头体

41. 脑 CT 图像的大脑大静脉池中何种结构易于显影

    A. 乳头体　　B. 垂体　　　C. 松果体　　　D. 大脑大静脉　E. 四叠体

42. 环池内经过的神经为

    A. 动眼神经　　B. 滑车神经　C. 展神经　　　D. 眼神经　　　E. 三叉神经

43. 桥池内经过的动脉是

    A. 颈内动脉　　　　　　　　　B. 大脑前动脉　　　　　　　　C. 大脑后动脉

    D. 前交通动脉　　　　　　　　E. 基底动脉

44. 第四脑室外侧孔开口于

    A. 脑桥小脑角池　　　　　　　B. 小脑延髓池　　　　　　　　C. 小脑溪

    D. 延池　　　　　　　　　　　E. 桥池

45. 脑血管无搏动的主要原因是

    A. 有大脑动脉环　　　　　　　B. 动脉吻合丰富

    C. 动脉行程弯曲　　　　　　　D. 动、静脉不伴行　　　　　　E. 管壁厚

46. 颈总动脉分为颈内动脉和颈外动脉处约平对

    A. 舌骨上缘　　　　　　　　　B. 下颌骨下缘

    C. 甲状软骨上缘　　　　　　　D. 甲状软骨下缘　　　　　　　E. 环状软骨

47. 关于颈内动脉，错误的是

    A. 依其行程分为颅外段和颅内段

    B. 发出的分支参与构成大脑动脉环

    C. 供给大脑半球前 2/3 和间脑前部的血液

    D. 发出大脑前、中、后动脉

    E. 海绵窦段、前膝段和床突上段合称虹吸部

48. 眼动脉发自颈内动脉的

    A. 岩骨段　　　　B. 海绵窦段　　　　C. 前膝段　　　　D. 床突上段　　　　E. 后膝段

49. 脉络丛前动脉和后交通动脉均起自颈内动脉的

    A. 岩骨段　　　　B. 海绵窦段　　　　C. 前膝段　　　　D. 床突上段　　　　E. 后膝段

50. 颈内动脉分支中行程长、管径细，易发生栓塞的脑血管是

    A. 大脑前动脉　　　　　　　　　B. 大脑中动脉　　　　　　　　　C. 大脑后动脉

    D. 脉络丛前动脉　　　　　　　　E. 脉络丛后动脉

51. 椎动脉的横突孔段穿过

    A. 第 7~1 颈椎横突孔　　　　　　B. 第 6~2 颈椎横突孔

    C. 第 6~1 颈椎横突孔　　　　　　D. 第 7~2 颈椎横突孔

    E. 第 5~1 颈椎横突孔

52. 椎 - 基底动脉系的分支中行程弯曲，易发生血栓的是

    A. 脑桥动脉　　　　　　　　　　B. 小脑上动脉

    C. 小脑下后动脉　　　　　　　　D. 小脑下前动脉　　　　　　　　E. 延髓动脉

53. 中国人最常见的大脑动脉环类型是

    A. 近代型　　　　　　　　　　　B. 原始型　　　　　　　　　　　C. 过渡型

    D. 混合型　　　　　　　　　　　E. 发育不全型

54. 位于大脑半球外侧沟内的静脉是

    A. 大脑上静脉　　　　　　　　　B. 大脑中浅静脉　　　　　　　　C. 大脑下静脉

    D. 大脑内静脉　　　　　　　　　E. 大脑大静脉

55. 可作为室间孔的定位标志的是

    A. 大脑内静脉　　　　　　　　　B. 大脑大静脉　　　　　　　　　C. 基底动脉

    D. 静脉角　　　　　　　　　　　E. 大脑静脉环

二　多项选择题

（不定项选择题，每个题目的 5 个备选答案中有 2 个及以上正确答案，将所有正确答案选出，多选少选均不得分）

1. CT 及 MRI 扫描图片，常观察其

    A. 上面　　　　B. 下面　　　　C. 右侧面　　　　D. 后面　　　　E. 前面

2. 关于扣带回峡的说法，正确的是

    A. 位于胼胝体膝部下方　　　　　　B. 为扣带回和楔前叶向下的延续

    C. 位于距状沟下方　　　　　　　　D. 位于距状沟前部与胼胝体沟后部之间

    E. 位于距状沟与顶枕沟之间

3. 在中央旁小叶横断层面，大脑镰两侧可见的结构有

    A. 上矢状窦　　　　　　　　　　B. 中央旁沟　　　　　　　　　　C. 中央旁小叶

    D. 扣带沟边缘支　　　　　　　　E. 楔前叶

4. 在胼胝体压部的横断层面上可见的结构有

    A. 侧脑室　　　　　　　　　　　B. 第三脑室　　　　　　　　　　C. 尾状核头

    D. 内囊　　　　　　　　　　　　E. 岛叶

5. 经视交叉及小脑上脚横断层的结构，描述正确的是

    A. 颅内结构被外侧沟和小脑幕分为前、中、后三部分

    B. 颞叶内侧有海马旁回的钩

    C. 断面中部的鞍上池内有视交叉和垂体等结构

    D. 脑桥后方与小脑之间有第四脑室上部断面

    E. 小脑半球内侧可见小脑扁桃体

6. 在经视交叉的冠状断面上，两侧颞叶之间可见

    A. 垂体   B. 视交叉   C. 颈内动脉   D. 展神经   E. 动眼神经

7. 在经小脑中脚的冠状断面上，小脑幕下方可见

    A. 中脑   B. 脑桥

    C. 侧脑室三角区   D. 小脑半球   E. 小脑中脚

8. 与脑的血液供应有关的是

    A. 颈内动脉   B. 颈外动脉   C. 椎动脉   D. Willis 环   E. 基底动脉

9. 围绕在中脑周围的脑池是

    A. 四叠体池   B. 环池   C. 脚间池   D. 后丘脑池   E. 终板旁池

10. 脑桥小脑角池内经过的脑神经有

    A. 视神经   B. 动眼神经   C. 三叉神经   D. 面神经   E. 前庭蜗神经

三 填空题

1. 大脑可分为 _____、_____、_____、_____ 和 _____ 叶。

2. 在正常的 CT 和 MRI 图像上脑沟的宽度不超 _____ mm。

3. 额下回可由外侧沟前支和升支分为 _____、_____ 和 _____。

4. 基底核包括 _____、_____、_____ 和 _____。

5. 侧脑室可分为 _____、_____、_____ 和 _____。

6. 侧脑室 _____、_____ 和 _____ 汇合处呈三角形的腔隙，称 _____。

7. _____ 首次出现的层面是颅脑横断层面上识别外侧沟后支的标志。

8. 横断层面上识别缘上回和角回的标志是 _____。

9. 豆状核外侧的结构从内侧向外侧依次为 _____、_____、_____ 和 _____。

10. 在经过距状沟的横断层上，距状沟前部前方的脑回是 _____，距状沟前部和后部之间的脑回是 _____，距状沟后部后方的脑回是 _____。

11. 冠状断层上中央前回下部出现的标志是 _____ 和 _____。

12. 当冠状层面上出现"人"字形的大脑镰和小脑幕时，大脑镰上端的硬脑膜窦是 _____，大脑镰与小脑幕相接处的硬脑膜窦是 _____。

四 名词解释

1. Reid 基线（Reid's base line）

2. 连合间线（intercommisural line）

3．髓突（medullary process）

4．半卵圆中心（centrum semiovale）

5．内囊（internal capsule）

6．禽距（calcar avis）

7．侧副隆起（collateral eminence）

8．辐射冠（corona radiate）

9．大脑动脉环（cerebral arterial circle）

10．静脉角（venous angle）

五　问答题

1．在横断层上如何识别中央沟？

2．简述外侧沟在横断层上的识别方法。

3．简述脑的血液供应特点。

4．简述颈内动脉的行程、分段和分支。

5．简述基底核区的动脉供应。

（朱建华，李莹莹，马军，杨蓬勃）

第二章　颈部断层解剖

第一节　颈部应用解剖

一　颈部的境界和分区

颈部位于头部与胸部及上肢之间，其上界为头下界，即下颌骨下缘、下颌角、乳突尖、上项线至枕外隆凸连线。下界：胸骨颈静脉切迹、胸锁关节、锁骨上缘、肩峰至第 7 颈椎棘突的连线，与胸部及上肢分界。颈部以斜方肌前缘和脊柱颈段前缘为界分为后方的项部和前方的固有颈部（即狭义的颈部）。

二　颈部标志结构

1. **舌骨**　位于甲状软骨上方，后方约平对第 3～4 颈椎之间的椎间盘，舌动脉在此平面发出。
2. **甲状软骨**　位于颈前部中份，上缘平对第 4 颈椎下缘，是颈部横断层上部和下部的分界标志，也是颈总动脉分叉处的标志。
3. **环状软骨**　位于甲状软骨下方，后方平对第 6 颈椎，其下缘是喉与气管、咽与食管的分界标志。
4. **胸锁乳突肌**　颈部分区标志。
5. **颈静脉切迹（jugular notch）**　为胸骨柄上缘的切迹，后方约平对第 2～3 胸椎之间的椎间盘，经颈静脉切迹的平面是左、右锁骨下静脉与颈内静脉汇合成左、右头臂静脉的平面。

三　颈部层次结构

（一）浅层结构

1. **皮肤**　皮肤较薄而柔软，移动度大，皮纹横行。
2. **浅筋膜**　位于皮下，内有以下结构：肌（颈阔肌）；浅静脉（颈前静脉和颈外静脉）；浅淋巴结（颈前浅淋巴结、颈外侧浅淋巴结）；皮神经（面神经颈支，颈丛皮支）。

（二）颈部深筋膜和筋膜间隙

1. **颈部深筋膜**　又称颈筋膜。位于浅筋膜和颈阔肌的深面，包绕颈部器官，分三层。
（1）浅层：又称封套筋膜。包绕胸锁乳突肌和斜方肌，向上包裹下颌下腺和腮腺，形成其腺鞘，下部在胸骨颈静脉切迹上方 3～5 cm 处分为两层，分别附着于胸骨前后缘，两层间有胸骨上间隙；在锁骨的上方也分成前后两层，其间为锁骨上间隙。

（2）中层：又称内脏筋膜。位于舌骨下肌群深面，包绕喉与气管颈部、咽与食管颈部、甲状腺与甲状旁腺等器官。前下部覆盖在气管前面，称气管前筋膜，向下续于心包及出入心的大血管外膜；后上部分覆盖在颊肌和咽缩肌表面，称颊咽筋膜；两侧包绕颈部大血管及神经，即形成颈动脉鞘。

（3）深层：又称椎前筋膜。位于椎前肌和斜角肌的前方，上起颅底，向下至第 3 胸椎体平面与前纵韧带融合，向后覆盖于颈后区的肌肉表面，附于项韧带。向两侧延伸至腋腔，包绕臂丛和腋血管，形成腋鞘，又称颈腋管。颈交感干、膈神经、臂丛和锁骨下动脉等结构均行于其深面。椎前筋膜在颈椎横突之间分前后两层，前层称翼状筋膜。前后两层之间的间隙称危险间隙。

（4）颈动脉鞘（carotid sheath）：是颈筋膜中层包绕颈部大血管和迷走神经形成的筋膜鞘，上起颅底，下至纵隔。鞘内有颈总动脉、颈内动脉、颈内静脉和迷走神经。

2. 颈筋膜间隙

（1）胸骨上间隙（suprasternal space）：又称 Burn 间隙。位于胸骨柄上方，在封套筋膜浅、深两层之间，内有胸锁乳突肌胸骨头、颈前静脉下段、颈静脉弓、淋巴结和脂肪组织等。

（2）锁骨上间隙：由封套筋膜在锁骨上方分两层形成，经胸锁乳突肌后方与胸骨上间隙相通，内有颈前静脉、颈外静脉末段及疏松结缔组织等。

（3）气管前间隙（pretracheal space）：位于气管前筋膜与气管之间，内有气管前淋巴结、甲状腺下静脉、甲状腺最下动脉、头臂干及左头臂静脉。小儿胸腺上部亦可位于此间隙内。此间隙感染、出血或气肿可蔓延至上纵隔，气管切开时必须经过此间隙。

（4）咽后间隙（retropharyngeal space）：位于颊咽筋膜与椎前筋膜之间，其向下延续为食管后间隙。内有淋巴结及疏松结缔组织。此间隙上起颅底，下至纵隔气管杈平面。

（5）咽旁间隙（parapharyngeal space）：是位于咽侧壁与咀嚼肌及腮腺之间，上起颅底，下达舌骨平面的漏斗状间隙，被茎突及其周围肌分为前、后两部分。

（6）椎前间隙（prevertebral space）：位于脊柱与椎前筋膜之间。颈椎结核所致的寒性脓肿多积于此，向两侧可至颈外侧区，并经腋鞘扩散至腋窝，溃破后可经咽后间隙至后纵隔。

（7）危险间隙（danger space）：椎前筋膜在颈椎横突之间分前后两层，前层称翼状筋膜。位于翼状筋膜与椎前筋膜之间的筋膜间隙称危险间隙，Grodinsky 和 Holyoke 称之为"第四间隙"。上起颅底，向下达膈，因此间隙的感染可直接向胸部扩散而得名。

四 甲状腺

（一）形态与位置

甲状腺（thyroid gland）略呈"H"形，分为左、右两侧叶和中间的峡部，有时从峡部向上伸出一锥状叶。侧叶呈锥体形，位于喉下部和气管上部的侧面，上端达甲状软骨中部，下端抵第 6 气管软骨环，有时下极可伸至胸骨后称胸骨后甲状腺。峡部在第 2～4 气管软骨环的前方。

甲状腺可分为五型（图 2-1）：Ⅰ型有左、右侧叶及峡部，无锥状叶，是最常见的甲状腺形态；Ⅱ型有左、右侧叶及峡部，并由侧叶或峡部向上发出锥状叶；Ⅲ型左、右侧叶分开，无峡部，也无锥状叶；Ⅳ型无峡部，但由侧叶发出锥状叶；Ⅴ型只有一侧的侧叶。另外亦可有少数甲状腺组织块独立存在，称副甲状腺；影像诊断时应注意区别各型甲状腺。

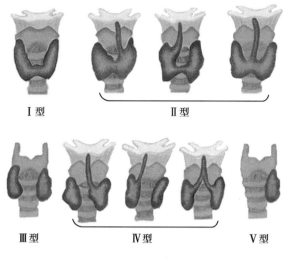

Ⅰ型　　　　　　Ⅱ型

Ⅲ型　　　　Ⅳ型　　　　Ⅴ型

图 2-1 甲状腺分型

（二）毗邻

甲状腺的毗邻关系较复杂。前面由浅入深的层次是：皮肤、皮下组织及颈阔肌、颈筋膜浅层、舌骨下肌群、内脏筋膜壁层和脏层。后内侧与喉、气管、咽、食管以及喉返神经相毗邻。后外侧有颈动脉鞘及其内容物、颈交感干。

（三）甲状腺的被膜

甲状腺表面由结缔组织构成的纤维囊包裹，称为甲状腺囊（真被膜），囊的纤维束伸入甲状腺实质内，将其分为若干小叶。真被囊的外面还有一层假被囊，由颈内脏筋膜脏层包裹甲状腺构成，称为甲状腺鞘。在侧叶内侧缘和峡的后面，假被膜增厚形成三条韧带附着于喉和气管，因此当吞咽时，甲状腺可随喉上、下移动。可以此鉴定此区肿块与甲状腺的关系。真被囊和假被囊之间填充以疏松结缔组织，其中含有静脉丛及甲状旁腺，称囊鞘间隙。喉返神经行经假被囊之外，故甲状腺手术在假被囊内进行，可避免损伤喉返神经。

（四）甲状腺的血管

甲状腺的血液供应极为丰富，有成对的甲状腺上、下动脉，有时还有甲状腺最下动脉。此外，气管和食管动脉也有小分支分布于腺体。各动脉的分支在腺内互相吻合。甲状腺静脉有甲状腺上、中、下静脉。甲状腺上静脉与同名动脉伴行，汇入颈内静脉。甲状腺中静脉由甲状腺侧叶中部向外侧直接注入颈内静脉。甲状腺下静脉起于侧叶下极，汇入头臂静脉，两侧甲状腺下静脉在气管前的许多吻合支，在峡部的下方形成甲状腺奇静脉丛。

（五）甲状腺周围的神经

有喉上神经和喉返神经，均发自迷走神经，喉上神经分为内、外两支。内支穿甲状舌骨膜入喉管理声门裂以上的喉黏膜的感觉；外支细小，与甲状腺上动脉及其后支伴行，支配环甲肌。喉返神经左、右支的起始和行程不同，右喉返神经在颈根部发出，勾绕右锁骨下动脉，在右侧气管食管旁沟上行；左喉返神经在主动脉弓前方发出，勾绕主动脉弓，沿左侧气管食管旁沟上行。两侧喉返神经在颈部均在甲状腺侧叶后面或后内侧面上行，与甲状腺下动脉或其分支交叉，在环甲关节的后方穿入喉内，改名为喉下神经，支配除环甲肌以外的全部喉肌，并管理声门裂以下的喉黏膜的感觉。

第二节　颈部断层解析

一　颈部器官配布特点

颈部一般以甲状软骨上缘和第4颈椎体下缘平面为界分为上、下两部分，第4颈椎体下缘以上为上颈部，主要特征是前部有颌面结构；第4颈椎体下缘以下为下颈部，主要特征是前部有喉和甲状腺等重要器官。

颈部器官结构的配布具有一定规律性，喉与气管、咽与食管及甲状腺等器官被颈筋膜中层包裹，位于颈前部，形成内脏格；颈深肌群、脊柱、臂丛根部和颈交感干等藏于颈筋膜深层之内，位于颈后部，形成支持格；内脏格和支持格之间的左、右两侧有内脏筋膜所包绕的颈总动脉、颈内动脉、颈内静脉和迷走神经，共同形成血管格；斜方肌、胸锁乳突肌和舌骨下肌群共同包被于颈筋膜浅层内，是颈部的套状结构。

二　颈部典型断层解析

1. 经甲状软骨中份和喉中间腔的横断层

断层特点：会厌软骨、会厌前间隙及喉前庭消失，杓状软骨、喉中间腔及甲状腺侧叶断面出现。

关键结构：甲状软骨、甲状腺、喉中间腔、喉咽、咽后间隙、颈动脉鞘、椎动脉、椎静脉。

断面解析：内脏格内有喉、咽腔喉部和甲状腺侧叶等器官和结构。两侧甲状软骨板前缘相连，后端分开，形成开口向后的"V"形，两侧甲状软骨板之间的夹角男性约为90°，女性约为120°。甲状软骨前外侧有舌骨下肌群和甲状腺侧叶的断面，后内侧有较小的声门旁间隙断面；正中线上有矢状位的喉中间腔，形态不规则，其向两侧壁突出的部分称喉室。喉中间腔的后外侧可见杓状软骨，后面被喉肌覆盖。喉咽部呈弧形裂隙，位于喉的后方；其后方与椎前筋膜之间有咽后间隙，内有疏松结缔组织充填。喉咽部后外侧有颈动脉鞘及其内的颈总动脉、颈内静脉和迷走神经。颈动脉鞘外侧有胸锁乳突肌，其后缘处有颈外静脉。支持格内中部是第5颈椎体，其前外侧有颈长肌和前斜角肌；椎体外侧有横突孔及其内的椎动、静脉；椎体后外侧有椎间孔及脊神经根；椎体后方三角形的椎管内有脊髓及其被膜（图2-2）。

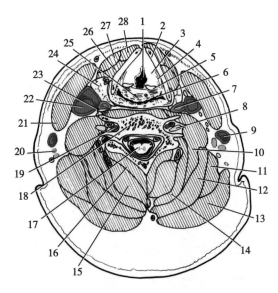

图 2-2　经甲状软骨中份和喉中间腔的横断层

1. 喉中间腔；2. 甲状软骨；3. 声门旁间隙；4. 甲杓肌；5. 杓状软骨；6. 喉咽部；7. 颈总动脉；8. 第6颈神经；9. 颈外静脉；10. 中、后斜角肌；11. 肩胛提肌；12. 头夹肌与颈夹肌；13. 斜方肌；14. 头半棘肌；15. 颈半棘肌；16. 颈棘肌；17. 脊髓；18. 第6颈椎；19. 椎动、静脉；20. 颈外侧浅淋巴结；21. 胸锁乳突肌；22. 颈内静脉；23. 迷走神经；24. 甲状腺侧叶；25. 杓横肌；26. 甲状舌骨肌；27. 肩胛舌骨肌上腹；28. 胸骨舌骨肌

2. 经环状软骨板的横断层

断层特点：甲状软骨板、杓状软骨和喉中间腔消失，声门下腔、环状软骨板和甲状软骨下角出现。

关键结构：声门下腔（椭圆形）、环状软骨板、喉咽、甲状软骨下角。

断面解析：在内脏格的中部有椭圆形的声门下腔，其上部较狭窄的部位是声门裂，声门裂是喉腔最狭窄的部位。声门下腔两侧为喉肌，喉肌前方有舌骨下肌群及颈前静脉；后方有弧形的环状软骨板及裂隙状的喉咽部。环状软骨板的后外侧有甲状软骨下角、甲状腺及颈动脉鞘。颈动脉鞘外侧有胸锁乳突肌，肌的后方有颈外静脉。支持格内中部是第 5 颈椎间盘，其前外侧有颈长肌和前斜角肌；前斜角肌后方有中、后斜角肌，前、中斜角肌之间是斜角肌间隙，内有臂丛通过。椎间盘外侧有横突孔及其内的椎动、静脉；后外侧有椎间孔及脊神经根；椎体后方三角形的椎管内有脊髓及其被膜（图 2-3）。

3. 经环状软骨弓和声门下腔的横断层

断层特点：环形的环状软骨断面出现。

关键结构：环状软骨、喉咽、咽后间隙、第 6 颈椎体、颈动脉鞘、椎动脉和椎静脉、第 6 颈神经、斜角肌间隙、臂丛。

断面解析：在内脏格的中部有一圆形的环状软骨，其中间为声门下腔。环状软骨前方有舌骨下肌群及颈前静脉；后方有喉咽部及咽后间隙。后外侧有甲状腺侧叶及颈动脉鞘。颈动脉鞘外侧有胸锁乳突肌，肌的后外侧有颈外静脉。椎体两侧有横突孔及其内的椎动、静脉，其外侧有前、中、后斜角肌，前中斜角骨之间有斜角肌间隙，内有臂丛通过。椎体后方的椎管内有脊髓及其被膜（图 2-4）。

4. 经第 1 胸椎上份的横断层

断层特点：甲状腺峡部及 "C" 形的气管软骨环出现。

关键结构：甲状腺、气管、食管、颈总动脉、颈内静脉、椎动脉、椎静脉、第 1 胸椎、第 1 肋、斜角肌间隙及臂丛。

断面解析：在内脏格中部有 "C" 形的气管

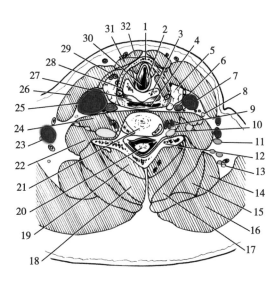

图 2-3 经环状软骨板和声襞的横断层

1. 甲状软骨；2. 声襞；3. 环状软骨板；4. 喉咽；5. 甲状腺；6. 颈总动脉；7. 迷走神经；8. 交感干；9. 椎动、静脉；10. 臂丛；11. 颈外侧浅淋巴结；12. 第 6 颈椎横突；13. 副神经；14. 肩胛提肌；15. 头夹肌与颈夹肌；16. 斜方肌；17. 头半棘肌；18. 颈半棘肌；19. 颈棘肌；20. 脊髓；21. 第 6 颈椎间盘；22. 中、后斜角肌；23. 颈外静脉；24. 前斜角肌；25. 颈内静脉；26. 胸锁乳突肌；27. 环杓后肌；28. 环甲肌；29. 甲状舌骨肌；30. 声门裂；31. 肩胛舌骨肌上腹；32. 胸骨舌骨肌

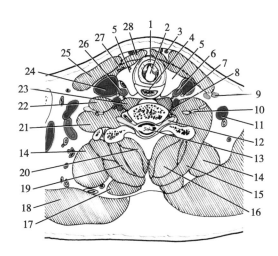

图 2-4 经环状软骨弓和声门下腔的横断层

1. 环状软骨；2. 声门下腔；3. 颈前静脉；4. 食管；5. 甲状腺；6. 颈总动脉；7. 迷走神经；8. 椎动脉；9. 颈外侧浅淋巴结；10. 臂丛；11. 颈外静脉；12. 第 7 颈神经；13. 脊髓；14. 肩胛提肌；15. 头夹肌；16. 颈半棘肌；17. 小菱形肌；18. 斜方肌；19. 头半棘肌；20. 多裂肌；21. 后斜角肌；22. 前斜角肌；23. 颈长肌；24. 颈内静脉；25. 胸锁乳突肌；26. 颈总动脉；27. 胸骨甲状肌；28. 胸骨舌骨肌

软骨环，其前方及两侧为甲状腺，后方有食管；内脏格后外侧为血管格，内有颈总动脉、颈内静脉，二者后方为迷走神经。在相当于支持格处中部为第 1 胸椎，其两侧与第 1 肋相连。椎体及第 1 肋前外侧有前、中斜角肌，二者之间为斜角肌间隙，内有臂丛通过。第 1 肋前方有椎动、静脉（图 2-5）。

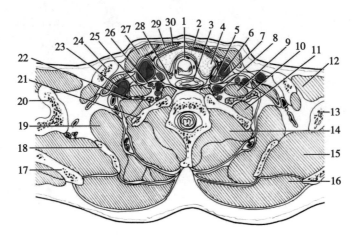

图 2-5 经第 1 胸椎上份的横断层

1. 气管；2. 胸骨舌骨肌；3. 食管；4. 甲状腺囊肿；5. 左颈总动脉；6. 左颈内静脉；7. 左迷走神经；8. 左椎静脉；9. 前斜角肌；10. 臂丛；11. 中、后斜角肌；12. 三角肌；13. 左喙突；14. 竖脊肌；15. 冈上肌；16. 斜方肌；17. 肩胛冈；18. 肩胛骨上角；19. 前锯肌；20. 右喙突；21. 第 1 肋；22. 臂丛；23. 左锁骨下静脉；24. 锁骨；25. 前斜角肌；26. 右颈横动脉；27. 胸锁乳突肌；28. 右喉返神经和甲状腺下动脉；29. 胸骨舌骨肌；30. 胸骨甲状肌

第三节　颈部断层解剖复习思考题

一　单项选择题

（在 5 个备选答案中选出一个最正确的答案，多选少选均不得分）

1. 关于咽，错误的是

　　A. 咽隐窝是鼻咽癌的好发部位

　　B. 下端至第 6 颈椎下缘水平

　　C. 自上而下分为鼻咽、口咽和喉咽

　　D. 口咽两侧壁上有扁桃体窝，容纳咽扁桃体

　　E. 喉咽平第 4 ~ 6 颈椎，向前经喉口通喉腔

2. 喉腔最狭窄的部位是

　　A. 喉口　　　　　B. 前庭裂　　　　　C. 声门裂　　　　　D. 喉室　　　　　E. 喉小囊

3. 在甲状腺分型中，左、右侧叶连以峡部并有锥状叶属于

　　A. Ⅰ型　　　　　B. Ⅱ型　　　　　C. Ⅲ型　　　　　D. Ⅳ型　　　　　E. Ⅴ型

4. 颈筋膜深层形成的筋膜鞘为
   A. 肌鞘　　　　　B. 下颌下腺鞘　C. 甲状腺鞘　　D. 颈动脉鞘　　E. 腋鞘

5. 咽旁后间隙内不含
   A. 颈内动脉　　　　　　　　　B. 颈内静脉
   C. 第Ⅸ~Ⅻ对脑神经　　　　　　D. 甲状腺最下动脉
   E. 颈外侧深淋巴结

6. 颈部支持格是指
   A. 颈前区　　　　　　　　　　B. 胸锁乳突肌区　　　　　　C. 颈外侧区
   D. 脊柱及其周围　　　　　　　E. 项部

7. 发生于咽隐窝的鼻咽癌常向何处转移至
   A. 咽后间隙　　　　　　　　　B. 咽旁间隙　　　　　　　　C. 会厌前间隙
   D. 舌骨上间隙　　　　　　　　E. 危险间隙

8. 关于甲状腺的横断层解剖的说法，错误的是
   A. 甲状腺位于内脏格，且被颈筋膜中层包裹，形成甲状腺鞘
   B. 在 CT 或 MRI 的横断面图像上，甲状腺常表现为均质、对称的楔形结构
   C. 甲状腺峡部位于第 2 ~ 4 气管软骨环的前方
   D. 甲状腺侧叶的断面随层面下移而逐渐增大，至峡部层面以下开始缩小直至消失
   E. 甲状腺前邻舌骨下肌群，前内侧紧贴内脏格其他结构，后外侧主要有颈动脉鞘内
      结构

9. 胸膜顶和肺尖一般出现于
   A. 第 7 颈椎体上份层面　　　　B. 第 7 颈椎体下份层面
   C. 第 1 胸椎体上份层面　　　　D. 第 1 胸椎体下份层面
   E. 第 2 胸椎体下份层面

10. 将咽旁间隙划分为前、后两部分的结构是
    A. 乳突及其周围肌　　　　　　B. 茎突及其周围肌　　　　　C. 斜角肌
    D. 胸锁乳突肌　　　　　　　　E. 头长肌和颈长肌

11. 咽旁间隙通常向下消失于哪个横断层面
    A. 第 2 颈椎体层面　　　　　　B. 第 4 颈椎体层面　　　　　C. 舌骨体层面
    D. 甲状软骨上份层面　　　　　E. 甲状软骨下份层面

12. 甲状软骨中份横断层面上一般不会出现的结构是
    A. 会厌软骨　　　　　　　　　B. 喉中间腔　　　　　　　　C. 甲状腺
    D. 舌骨下肌群　　　　　　　　E. 颈动脉鞘

13. 一般人到 30 岁左右，杓状软骨和环状软骨的 CT 图像呈现
    A. 低密度影　　B. 中低密度影　C. 中密度影　　D. 中高密度影　E. 高密度影

14. 覆盖脊柱、椎前肌和斜角肌前面的颈深筋膜为
    A. 封套筋膜　　B. 气管前筋膜　C. 内脏筋膜　　D. 椎前筋膜　　E. 以上均不对

15. 成人颈部横断层面上一般不会出现的腺体是
    A. 腮腺　　　　B. 舌下腺　　　C. 下颌下腺　　D. 甲状腺　　　E. 胸腺

16. 一般不会出现钙化或骨化的喉软骨是
    A. 甲状软骨　　B. 会厌软骨　　C. 杓状软骨　　D. 环状软骨　　E. 楔状软骨

17. 在横断层 CT 图像上，通常不与下列其他结构处于同一扫描平面的是

    A. 声带   B. 声门裂   C. 杓状软骨   D. 环状软骨板   E. 舌骨

18. 在颈部横断层上，在椎体的前方和外侧看不到的骨骼肌是

    A. 头长肌   B. 颈长肌   C. 咽肌   D. 斜角肌   E. 竖脊肌

19. 上颈部和下颈部的分界标志为

    A. 甲状软骨上缘和第 3 颈椎体下缘

    B. 甲状软骨上缘和第 4 颈椎体上缘

    C. 甲状软骨上缘和第 4 颈椎体下缘

    D. 甲状软骨下缘和第 4 颈椎体上缘

    E. 甲状软骨下缘和第 4 颈椎体下缘

20. 走行在颈椎横突孔内的结构是

    A. 椎动脉和椎静脉   B. 颈总动脉和颈内静脉

    C. 颈内动脉和颈内静脉   D. 锁骨下动脉和锁骨下静脉

    E. 颈外动脉和颈内静脉

二 多项选择题

（不定项选择题，每个题目的 5 个备选答案中有 2 个及以上正确答案，将所有正确答案选出，多选少选均不得分）

1. 喉软骨之间的连结包括

    A. 环杓关节   B. 环甲关节   C. 弹性圆锥

    D. 方形膜   E. 甲状舌骨膜

2. 咽后间隙

    A. 位于颊咽筋膜与翼状筋膜之间

    B. 上起自颅底，向下止于气管杈平面

    C. 翼状筋膜将咽后间隙分为左右互不相通的两个间隙

    D. 咽后间隙向下延续为食管后间隙

    E. 上起自颅底，向下达纵隔

3. 斜角肌间隙内穿行的结构包括

    A. 锁骨下动脉   B. 锁骨下静脉   C. 臂丛

    D. 迷走神经   E. 膈神经

4. Burn 间隙

    A. 为胸骨上方的封套筋膜浅、深层之间形成的间隙

    B. 内有胸锁乳突肌胸骨端、颈前静脉下段、颈浅静脉弓等结构

    C. 又称喉旁间隙，包绕于喉室和喉小囊之外

    D. 经胸锁乳突肌后方与锁骨上间隙相通

    E. 又称第四间隙，上起自颅底，下达膈，不与其他间隙相通

5. 在颈上部腮腺的横断面上，纵行穿经腮腺的主要结构有

    A. 颈总动脉   B. 颈内动脉   C. 颈外动脉

    D. 下颌后静脉   E. 上颌静脉

三　填空题

1. 颈部一般以斜方肌前缘和脊柱颈段为界分为前方的固有颈部和后方的 _____。固有颈部又以胸锁乳突肌前、后缘为界，分为 _____、_____ 和 _____。

2. 颈根部位于颈部和胸部的交界处，前界为 _____，后界为 _____，两侧是 _____，其中心标志是 _____。

3. 在甲状软骨上缘高度以下部位的颈动脉鞘内，位于内侧的结构是 _____，位于外侧的结构是 _____，而 _____ 位于二者的后方。

4. 甲状腺位于颈前区，分为左、右 _____，中间以 _____ 相连，有时可从此处向上伸出一个 _____。

5. 在甲状软骨上份横断层面上，甲状软骨呈 "八" 字形，是断层影像上确认 _____ 的标志结构。甲状软骨的外侧为 _____，内侧可见会厌软骨后方的 _____，并经喉口与后面的喉咽形成 "工" 字形。

6. 在环状软骨弓横断层面上，环状软骨弓内的腔隙为 _____。环状软骨弓的后方为喉咽、_____ 和第 6 颈椎体；外侧有 _____ 和颈前静脉；后外侧可见 _____ 和 _____ 的断面。

四　名词解释

1. 会厌谷
2. 声门旁间隙
3. 颈动脉鞘
4. 危险间隙
5. 椎动脉三角

五　问答题

1. 试述颈部的境界和颈部结构的配布特点。
2. 试述颈部的横断层解剖特点。

（杨新文，杜赵康，成家茂，穆志杰）

第三章 胸部断层解剖

第一节 概 述

一 胸部的境界和分区

1. 境界

（1）上界：即颈部下界。

（2）上外侧界（胸上肢界）：三角肌前、后缘上份，腋前、后襞下缘中点连线。

（3）下界（胸廓下口）：为剑胸结合、肋弓、第11肋前端、第12肋下缘至第12胸椎棘突的连线。

2. 分区

（1）胸壁：分为胸前区、胸外侧区和胸背区。

（2）胸腔：由胸壁与膈围成，内有纵隔、左肺、右肺、左胸膜腔和右胸膜腔。

二 表面解剖

1. **颈静脉切迹（jugular notch）** 平第2胸椎体下缘，女性略低。是食管和气管颈段与胸段的分界标志。

2. **胸骨角（sternal angle）** 是胸骨柄与胸骨体相接处向前的突起，具有以下标志性意义：①两侧平对第2肋，是计数肋的标志；②后方平对第4胸椎体下缘；③上、下纵隔的分界面；④主动脉弓起、止端所在平面；⑤气管杈出现平面；⑥左主支气管与食管相交处；⑦胸导管由右转向左的部位；⑧奇静脉弓跨过右肺根的部位；⑨向后通过主动脉肺动脉窗平面；⑩肺动脉分叉处在此平面以下。通过胸骨角和第4胸椎下缘的连线是胸部横断层的基线。

3. **乳头（nipple）** 男性乳头平第4肋间隙高度，女性乳头随乳房形态不同其高度有所改变。

第二节　纵隔应用解剖

一　纵隔的定义、境界和分区

1. **纵隔（mediastinum）**　是位于两侧纵隔胸膜之间所有器官、结构和结缔组织的总称。纵隔内的结构主要包括心包、心及出入心的大血管、气管、食管、胸导管、胸腺、淋巴结和神经等结构。

2. **纵隔的境界**　前界是胸骨和肋软骨，后界为脊柱胸段，两侧壁为纵隔胸膜；上经胸廓上口与颈部相通，下界为膈。成人纵隔稍偏向左侧。

3. **纵隔的分区**　有四分法、三分法、六分法和九分法。国内目主要用四分法。

四分法以胸骨角平面为界，将纵隔分为上、下纵隔。下纵隔又以心包的前、后缘为界分为三部分：胸骨与心包前缘之间为前纵隔；心包、心及出入心的大血管所占据的区域为中纵隔；心包后缘与脊柱之间为后纵隔。

二　纵隔结构配布概况

1. **上纵隔**　由前向后可分为五层：

第 1 层（胸腺层）有胸腺或胸腺遗迹。

第 2 层（静脉层）有左、右头臂静脉和上腔静脉。

第 3 层（动脉层）有主动脉弓及其三大分支、膈神经、迷走神经。

第 4 层（气管层）有气管及其周围的气管旁淋巴结、气管支气管淋巴结。

第 5 层（食管层）有食管、胸导管、喉返神经、胸交感干和纵隔后淋巴结等。

2. **下纵隔**　以心包前缘和后缘为界分为前、中、后纵隔。

（1）前纵隔：有胸腺或胸腺遗迹、纵隔前淋巴结、疏松结缔组织。

（2）中纵隔：有心、心包、出入心的大血管根部、膈神经、心包膈血管等。

（3）后纵隔：纵向结构有食管、迷走神经、胸主动脉、胸导管、奇静脉、半奇静脉、交感干、内脏大、小神经。横向结构有肋间后动脉、半奇静脉（在第 7～10 胸椎水平由左向右注入奇静脉）、胸导管（在第 4～5 胸椎水平由脊柱右前方转向左前方）。

三　纵隔横断层结构的识别方法

以主动脉弓上缘和肺动脉口将纵隔的横断层分为上、中、下三部。

1. **上部**　有 5 层，从前到后逐一识别。

2. **中部**　有 4 层，动脉、静脉排列成一层，从右到左是：上腔静脉、升主动脉（主动脉弓）和肺动脉干（口）。

3. **下部**　分前、中、后纵隔。前纵隔为胸骨后间隙，含少量结缔组织和纵隔前淋巴结；中纵隔：有心包和心；后纵隔分为支气管层，食管层、动脉层和神经层，根据层次逐一进行结构识别。

四　动脉导管三角和动脉韧带

1. 动脉导管三角　是位于主动脉弓左前方，由左膈神经、左迷走神经和左肺动脉围成的三角形区域。三角内有动脉韧带（或动脉导管）、左喉返神经和心浅丛。该三角是手术时寻找动脉导管的标志。

2. 动脉韧带　是连于主动脉弓下缘与肺动脉干分叉处稍左侧的一个纤维结缔组织索，由胎儿时期动脉导管在出生后闭锁形成。若出生后 6 个月不闭锁则称为动脉导管未闭，属先天性的心脏病之一。

第三节　肺的应用解剖

一　肺门

解剖学上的肺门（hilum of lung）是位于肺的内侧面（纵隔面）中部的长圆形的凹陷区，是支气管、肺动脉、肺静脉、支气管动脉、支气管静脉、淋巴管和神经等出入肺的部位。肺门附近有支气管肺淋巴结（肺门淋巴结），肺血管是构成肺门和肺纹理的主要结构。而影像学上的肺门是指由主支气管和肺血管形成的阻光区。正常肺门的结构主要由肺动脉和上肺静脉组成，因此 CT 图像上所指的肺门要比解剖学上的肺门范围大。

二　肺内管道

（一）主支气管
1. 右主支气管

$$
\text{右主支气管}
\begin{cases}
\text{上叶支气管}
\begin{cases}
\text{尖段支气管（}B_1\text{）}\\
\text{后段支气管（}B_2\text{）}\\
\text{前段支气管（}B_3\text{）}
\end{cases}\\[2ex]
\begin{matrix}\text{中间支气管}\\\text{（叶间支气管）}\end{matrix}
\begin{cases}
\text{右肺中叶支气管：外侧段支气管（}B_4\text{）、内侧段支气管（}B_5\text{）}\\[1ex]
\text{右肺下叶支气管}
\begin{cases}
\text{上段支气管（}B_6\text{）}\\
\text{基底干支气管}
\begin{cases}
\text{内侧底段支气管（}B_7\text{）}\\
\text{前底段支气管（}B_8\text{）}\\
\text{外侧底段支气管（}B_9\text{）}\\
\text{后底段支气管（}B_{10}\text{）}
\end{cases}
\end{cases}
\end{cases}
\end{cases}
$$

B_7 和 B_8 常用先共干发出，再分成两支。

2. 左主支气管

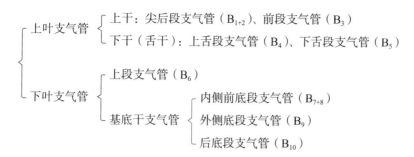

上叶支气管 ┬ 上干：尖后段支气管（B_{1+2}）、前段支气管（B_3）
　　　　　　└ 下干（舌干）：上舌段支气管（B_4）、下舌段支气管（B_5）

下叶支气管 ┬ 上段支气管（B_6）
　　　　　　└ 基底干支气管 ┬ 内侧前底段支气管（B_{7+8}）
　　　　　　　　　　　　　　├ 外侧底段支气管（B_9）
　　　　　　　　　　　　　　└ 后底段支气管（B_{10}）

3. 肺段支气管在横断面上的形态　肺内管道中支气管的变异最少，位于肺段中央，且有肺动脉与之伴行，因此，支气管是理解和识别肺段管道的关键结构。肺段支气管的走行可分为三种情况。

（1）纵向：双侧 B_1、$B_{7 \sim 10}$ 的近端，该组支气管及伴行动脉在横断层上呈圆形。

（2）横向：双侧 B_2、B_3，右侧的 B_4、B_5 及双侧的 B_6。该组支气管及伴行动脉在横断面上呈长条形。

（3）斜向：左侧的 B_4、B_5，双侧的 $B_{7 \sim 10}$ 远端。该组支气管及伴行动脉在横断面上呈椭圆形。

（二）肺动脉

1. 右肺动脉　细长，较水平，位置低，斜向右下，经升主动脉和上腔静脉后方，奇静脉弓下方进入右肺。入肺门后，立即分出右肺上叶动脉（前干），本干继续行向右下方，称为叶间动脉（interlobar artery），叶间动脉至斜裂处分为右肺中叶动脉和右肺下叶动脉。各动脉分支如下：

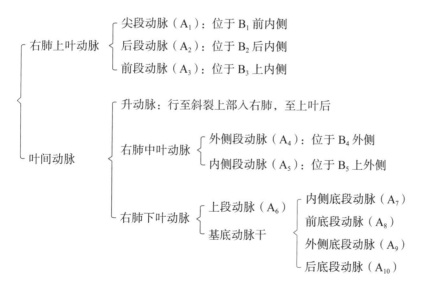

右肺上叶动脉 ┬ 尖段动脉（A_1）：位于 B_1 前内侧
　　　　　　　├ 后段动脉（A_2）：位于 B_2 后内侧
　　　　　　　└ 前段动脉（A_3）：位于 B_3 上内侧

叶间动脉 ┬ 升动脉：行至斜裂上部入右肺，至上叶后
　　　　　├ 右肺中叶动脉 ┬ 外侧段动脉（A_4）：位于 B_4 外侧
　　　　　│　　　　　　　└ 内侧段动脉（A_5）：位于 B_5 上外侧
　　　　　└ 右肺下叶动脉 ┬ 上段动脉（A_6）
　　　　　　　　　　　　　└ 基底动脉干 ┬ 内侧底段动脉（A_7）
　　　　　　　　　　　　　　　　　　　　├ 前底段动脉（A_8）
　　　　　　　　　　　　　　　　　　　　├ 外侧底段动脉（A_9）
　　　　　　　　　　　　　　　　　　　　└ 后底段动脉（A_{10}）

2. 左肺动脉　较右肺动脉高，从肺动脉干分出后首先行向左后方，呈弓形跨过左主支气管的上方绕至上叶支气管的后方，称左肺动脉弓。左肺动脉弓发出尖后段动脉和前段动脉后在上叶支气管的后外侧继续下行，易名为叶间动脉，向下在叶间裂处分为舌叶动脉（舌动脉干），本干延续为左肺下叶动脉。各动脉分支如下：

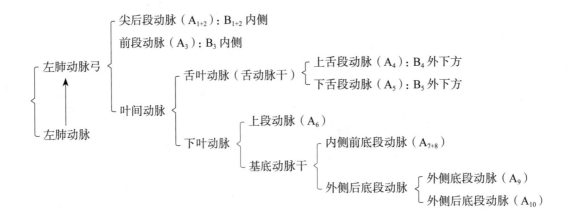

（三）肺静脉

肺静脉有段间支和段内支两种属支。段内支行于肺段内各亚段之间；段间支行于肺段之间，是划分肺段的标志。

1. **右肺静脉** 有右上肺静脉和右下肺静脉。右上肺静脉引流右肺上叶和中叶的血液；右下肺静脉引流右肺下叶的血液。

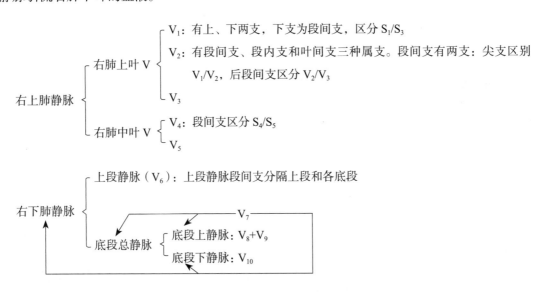

2. **左肺静脉** 有左上肺静脉和左下肺静脉。左上肺静脉引流左肺上叶的静脉血；左下肺静脉引流左肺下叶的静脉血。

左上肺静脉 {
　V_{1+2}：有段间支和段内支，段间支区分 S_1+S_2/S_3
　V_3：分上、下两支，下支为段间支，分 S_3/S_4
　舌静脉干（V_4+V_5）：V_4 下支为段间支，分 S_4/S_5
}

左下肺静脉 {
　上段静脉（V_6）
　底段总静脉 {
　　底段上静脉 {
　　　V_7+V_8：有上支和基底支。基底支为段间支，分 S_7+S_8/S_9
　　　V_9：为段间支，区分 S_9/S_{10}
　　}
　　底段下静脉：V_{10}
　}
}

三　支气管肺段

支气管肺段（bronchopulmonary segment）简称肺段，是每一个肺段支气管及其分布区域肺组织的总称。呈尖向肺门底向肺表面的圆锥形，一般右肺 10 段，左肺 8～10 段。肺段是形态和功能上的独立单位。

肺段内有肺段支气管、肺段动脉和支气管血管伴行；肺段间有少量结缔组织和肺段静脉段间支走行。肺段静脉段间支引流相邻肺段的静脉血，是肺段切除时的定位标志。胸部主要断层上肺段的划分方法见实验六。

第四节　胸部淋巴结的分区

一　胸部淋巴结的解剖分群

CT 图像是显示纵隔淋巴结较为精确的手段之一，在脂肪组织的衬托下淋巴结表现为低于血管密度的软组织密度影，呈均质圆形和椭圆形。解剖学上可根据淋巴结的位置对纵隔淋巴结进行分群。

1. 纵隔前淋巴结　位于上纵隔前部和前纵隔内。收纳胸腺、心包和心等处的淋巴，其输出管注入支气管纵隔干。包括：

（1）心包前淋巴结：位于前纵隔内，1～4 个。

（2）主动脉弓淋巴结：位于主动脉弓周围。

（3）静脉前淋巴结：位于上腔静脉和左、右头臂静脉前方，2～5 个。

2. 中纵隔淋巴结

（1）气管支气管淋巴结：数目较多，按引流顺序分为以下几群。

1）肺淋巴结：每侧 18～21 个，位于肺内，沿肺内支气管、肺动脉的分支、肺静脉的属支排列。

2）支气管肺淋巴结（肺门淋巴结）：3～5 个，位于肺门附近。

3）隆嵴下淋巴结：又称为气管权下淋巴结，位于气管隆嵴的下方，2～5 个。

4）气管支气管淋巴结：每侧 3～6 个，位于气管下部、气管权和主支气管的周围。

5）气管旁淋巴结：每侧 3～4 个，位于气管上部两侧。

（2）心包外侧淋巴结：位于心包与纵隔胸膜之间，沿心包膈血管排列，每侧 2～3 个。

（3）肺韧带淋巴结：位于肺韧带内，左、右下肺静脉周围，每侧 1～3 个。

3. 纵隔后淋巴结　位于心包后方，食管两侧及食管与胸主动脉之间，每侧 8～12 个。其输出管多直接注入胸导管。

二　胸部淋巴结分区概况

准确地检测和分类受累的胸部淋巴结对于肺癌患者的正确分期、确定治疗方案和判断预后至关重要。我们首先了解一下胸部淋巴结分区标准的演变。

1978 年，日本学者 Naruke 和他的同事根据淋巴引流，将胸部淋巴结分为 13 组，并绘制了胸部淋巴结分区图。1979 年的美国癌症联合委员会（AJCC）采纳了这种分区法，此即 AJCC 分区法。

1983 年，美国胸科学会（ATS）在 AJCC 分区法的基础上进行了改进，提出新的胸部淋巴结分区法，即 ATS 分区法。随后，Mountain 和 Dressler 整合 ATS 图谱和 Naruke 图谱，制作了新的胸部淋巴结分区图，称为 MD-ATS 图。1996 年该分区图被 AJCC 采纳，同年在国际抗癌联盟（UICC）大会上通过，成为 AJCC-UICC 分区标准。1997 年，该分区法获得国际 TNM 分期委员会正式确认，成为国际权威标准。长期以来，MD-ATS 分区法和 Naruke 分区法同时存在，给影像学检查及临床诊断带来混乱，并给相关学术交流造成困难。

1998 年，国际肺癌研究协会（IASLC）开始一个肺癌分期的研究项目，目的是调和 MD-ATS 图与 Naruke 图之间的差异，提供解剖学上描述淋巴结分区的准确依据。2009 年形成了一个新的胸部淋巴结分区图谱，并被恶性肿瘤的 TNM 分类法第 7 版和第 8 版采用。

三　IASLC 分区法

IASLC 分区法（图 3-1）将胸部淋巴结分为 7 个区，14 站，即锁骨上区、上纵隔区、主肺动脉区、隆嵴下区、下纵隔区、肺门及叶间淋巴结区和周围区，并使用"L"和"R"表示每一个站的左右侧。

第 1 站为锁骨上淋巴结，其上界为环状软骨下缘，下界为锁骨和胸骨柄上缘。包括下颈部淋巴结、颈静脉切迹淋巴结和锁骨上淋巴结三群，并以气管中线分为 1R 和 1L。

第 2 站为气管旁上淋巴结。2R 为右气管旁上淋巴结，上界为胸骨柄上缘，右肺尖及胸膜腔上部，下界为左头臂静脉下缘与气管交叉点的横切面。2L 为左气管旁上淋巴结，上界为胸骨柄上缘，左肺尖及胸膜腔上部，下界为主动脉弓上缘。2R 与 2L 的分界为气管左侧缘。

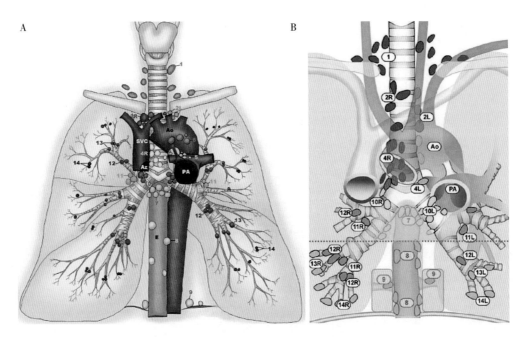

图 3-1 胸部淋巴结的 IASLC 分区法

第 3 站为血管前、气管后淋巴结。位于胸廓上口与气管隆嵴水平之间。3A 为血管前淋巴结，位于大血管前面，不与气管紧邻；3P 为气管后淋巴结位于气管后方，脊柱以前，不与气管紧邻。

第 4 站为气管旁下淋巴结。4R 为右气管旁下淋巴结，从左头臂静脉下缘与气管交叉点的横切面到奇静脉弓下缘，横向延伸到气管的左侧缘。4L 为左气管旁下淋巴结，位于气管左侧，从主动脉弓上缘到左肺动脉上缘，与主动脉下淋巴结以动脉韧带作为分界。

第 5 站为主动脉下淋巴结，又称为主动脉肺动脉窗淋巴结，位于主动脉弓下缘与左肺动脉上缘之间，动脉韧带外侧，向左至左肺动脉第一分支处内侧，由纵隔胸膜包裹。

第 6 站为主动脉旁淋巴结，位于升主动脉及主动脉弓前外侧，主动脉弓上下缘之间。

第 7 站为隆嵴下淋巴结，位于气管隆嵴下方，左右主支气管之间，延伸到左肺下叶支气管上缘和 / 或右肺中间支气管下缘。

第 8 站为食管旁淋巴结，在食管周围，从左肺下叶支气管上缘和右肺中间支气管下缘向下直达膈。

第 9 站为肺韧带淋巴结，位于肺韧带内，下肺静脉周围，向下可达膈。

第 10 站为肺门淋巴结，是肺叶近端淋巴结，包括主支气管和肺血管旁的淋巴结。右肺门淋巴结从奇静脉弓下缘延伸到右肺叶间区域，左侧肺门淋巴结从左肺动脉上缘延伸到左肺叶间区域。

第 11 站为叶间淋巴结，位于气管权远端，叶支气管之间。

第 12 站为叶淋巴结，位于肺叶支气管周围。

第 13 站为段淋巴结，位于肺段支气管周围。

第 14 站为亚段淋巴结，位于亚肺段支气管周围。

第 10 ~ 14 站淋巴结都是 N1 淋巴结，位于肺内，不在纵隔内。

根据最新版的 TNM 分期法，原发型肺癌无淋巴结受累时为 N0 期，肿瘤转移到同侧外周淋巴结或肺门淋巴结（第 10 ~ 14 站）为 N1 期，转移到同侧纵隔第 2 ~ 9 站则为 N2 期。N3 期表示淋巴转移累及同侧或对侧锁骨上区淋巴结（第 1 站），或者对侧任何纵隔的淋巴结、肺门淋巴结、叶间淋巴结和周围部淋巴结。

第五节 胸部典型断层解析

一 经上腔静脉起始处的横断层

断层特征：左、右头臂静脉汇合处出现，头臂干自右侧移至中线。

关键结构：第 3 胸椎体，左、右肺上叶，主动脉弓三大分支，气管和食管。

断面解析：属纵隔上部层面，纵隔断面呈三角形，由前向后共分五层。胸骨柄两侧与第 1 肋相连形成第 1 肋胸结合（属软骨连结而不是关节）。胸骨柄后方为血管前间隙，内有胸腺；静脉层可见左头臂静脉横向跨过中线，在右侧第 1 肋胸结合处后方与右头臂静脉汇合形成上腔静脉。动脉层内主动脉弓的三大分支头臂干、左颈总动脉和左锁骨下动脉在气管左前方呈弧形排列。头臂干移至气管前方正中线上。气管断面呈马蹄形，其后方有扁椭圆形的食管。食管左前方有左喉返神经行于左侧的气管食管旁沟内，胸导管行于食管与左锁骨下动脉之间（图 3-2）。

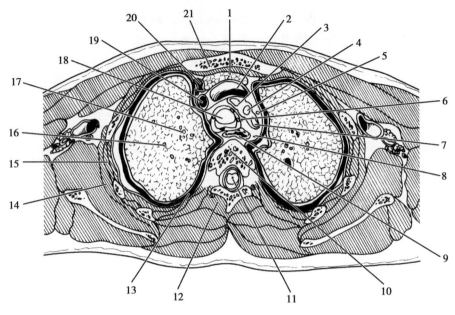

图 3-2 经上腔静脉起始处的横断层

1. 胸腺；2. 左头臂静脉；3. 头臂干；4. 左颈总动脉；5. 迷走神经；6. 左喉返神经；7. 左锁骨下动脉；8. 胸导管；9. 食管；10. 第 4 胸椎体；11. 脊髓；12. 竖脊肌；13. 胸膜腔；14. 前锯肌；15. 肋间肌；16. 后段支气管；17. 尖段支气管；18. 气管；19. 右头臂静脉；20. 胸廓内静脉；21. 胸骨柄

二　经主动脉弓的横断层

断层特征： 主动脉弓、奇静脉弓和气管杈断面出现，结构层次减少为 4 层，即上腔静脉与主动脉弓位于一层；奇静脉弓跨过右肺根上方，是右肺门开始出现的标志。

关键结构： 上腔静脉、奇静脉弓、气管杈、食管和主动脉弓。

断面解析： 此层面为纵隔中部层面，纵隔略呈方形，由前向后分四层。胸骨柄后方的血管前间隙较大，内有胸腺，略呈梯形。胸腺的形态、位置、大小有明显的年龄及个体差异，成年后逐渐萎缩，在 CT 影像片上胸腺形态主要呈箭头形、双叶形或单叶形。上腔静脉和主动脉弓位于纵隔断面中部，上腔静脉在右侧，主动脉弓在左侧，由前正中线附近行向左后方。在纵隔后部，气管已接近下部，正分为左、右主支气管。在主动脉弓右侧、上腔静脉后方和气管前方之间充满疏松结缔组织，在 CT 图像上为一低密度三角区，称气管前间隙，向上与颈部的气管前间隙相通。间隙内常见直径约 7 mm 的气管支气管淋巴结。食管位于气管左后方，胸导管在食管与胸椎椎体之间上行。气管杈右侧有奇静脉弓由后向前注入上腔静脉。奇静脉弓呈弧形跨过右肺根上方，是横断层上右肺门出现的标志，下一断面上将出现右肺门（图 3-3）。

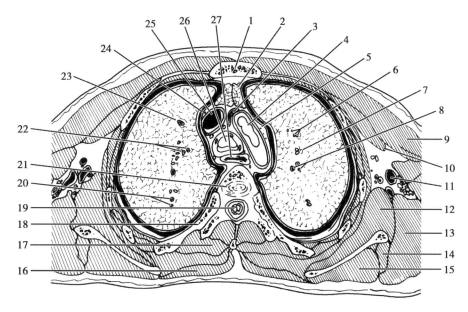

图 3-3 经主动脉弓的横断层

1.胸骨；2.胸腺；3.心包上隐窝；4.主动脉弓；5.左膈神经；6.左肺前段支气管和血管；7.尖后段静脉；8.尖后段支气管和动脉；9.胸大肌；10.胸小肌；11.腋静脉；12.肩胛下肌；13.大圆肌；14.小圆肌；15.冈下肌；16.斜方肌；17.竖脊肌；18.第5肋；19.脊髓；20.后段支气管和动脉；21.第4胸椎间盘；22.右肺尖段支气管和动脉；23.尖段静脉；24.右膈神经；25.上腔静脉；26.气管；27.食管

三 经肺动脉权的横断层

断层特征：右肺上叶动脉和右肺上叶支气管消失，肺动脉干和右肺动脉断面出现。肺动脉干及左、右肺动脉三者呈"人"字形，是断层影像上的标志性结构。

关键结构：第5胸椎体，肺动脉干，肺动脉权，左、右主支气管，双肺的斜裂。

断面解析：肺动脉干及左、右肺动脉三者呈"人"字形，是断层影像解剖的标志性结构，其右端勾绕上腔静脉和/或右上肺静脉，左端勾绕左上肺静脉，右肺动脉向上发出右肺上叶动脉。纵隔内结构由前向后分为五层，第1层为胸骨后方的血管前间隙及其内容物；第2层位于右肺动脉前方，由右向左有上腔静脉、升主动脉和肺动脉干；第3层为肺动脉干向后分出的左、右肺动脉。右肺动脉后方的结构大致排成两列，前列为第4层，由右向左是中间支气管、隆嵴下间隙和左主支气管，隆嵴下间隙内可见隆嵴下淋巴结；隆嵴下淋巴结是纵隔内最大的淋巴结。后列为第5层，从左到右依次为奇静脉、食管和胸主动脉。从肺动脉权平面往下，食管逐步前移，与奇静脉和胸主动脉排列成三角形，三者之间有胸导管（图3-4）。

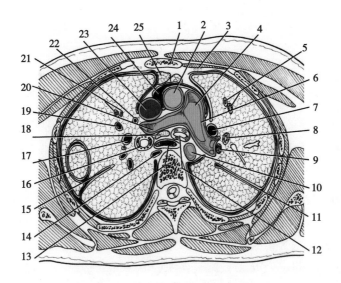

图 3-4 经肺动脉杈的横断层

1. 胸骨体；2. 升主动脉；3. 胸廓内动脉；4. 肺动脉干；5. 前段支气管及动脉；6. 左肺动脉；7. 左上肺静脉；8. 前段支气管；9. 尖后段支气管；10. 胸主动脉；11. 左肺斜裂；12. 左主支气管；13. 食管；14. 奇静脉；15. 右肺斜裂；16. 中间支气管；17. 后段静脉；18. 隆嵴下淋巴结；19. 前段静脉；20. 右肺动脉；21. 前段支气管和动脉；22. 尖段静脉；23. 上腔静脉；24. 心包腔；25. 胸腺

四 经左、右下肺静脉的横断层

断层特征：肺动脉口和右上肺静脉消失，右心室、上腔静脉口和左、右下肺静脉断面出现。

关键结构：左、右下肺静脉，右心房和右心室、升主动脉和左心房，肺门区的结构。

断面解析：此断面为经过纵隔下部的横断层，纵隔被心包的前、后缘分为前、中、后纵隔。前纵隔内无特殊结构；中纵隔被心占据，大致呈气球形，前部为右心房和右心室，右心房后部有上腔静脉口。右心房左后方为略呈"三叶草"形的左心房，其后部有左、右下肺静脉注入，左、右下肺静脉出现提示两肺门已至下界。左心房前方与右心室之间为主动脉口；左心房后方为后纵隔，内有奇静脉、食管和胸主动脉，三者常排列成三角形，其间有胸导管通过（图3-5）。

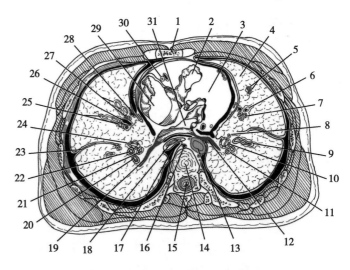

图 3-5 经左、右下肺静脉的横断层

1. 胸骨体；2. 右心室；3. 左心室；4. 左肺上叶；5. 上舌段支气管和动脉；6. 下舌段静脉；7. 下舌段支气管；8. 内侧底段动脉；9. 前底段动脉；10. 左肺下叶支气管；11. 外侧底段动脉及后底段动脉；12. 左下肺静脉；13. 胸主动脉；14. 椎间盘；15. 脊髓；16. 奇静脉；17. 奇食隐窝；18. 食管；19. 右下肺静脉；20. 右肺外侧后底段动脉；21. 右肺外侧后底段支气管；22. 右肺内侧前底段动脉；23. 右肺斜裂；24. 右肺内侧前底段支气管；25. 外侧段支气管及动脉；26. 外侧段静脉；27. 内侧段支气管及动脉；28. 内侧段静脉；29. 右心房；30. 右冠状动脉；31. 左心房

五 经过左、右房室口的横断层

断层特征：左心房、左心室、右心房、右心室及左、右房室口断面都出现。

关键结构：左心房、左心室和左房室口，右心房、右心室和右房室口，肺门结构。

断面解析：此断面经第 6 胸椎间盘。层面内出现典型的四心腔结构，是影像学上的标志性结构。房间隔与室间隔相连续，呈 "S" 形，自右后斜向左前，与正中面约成 45° 角。右心房和右心室位于房间隔和室间隔的右前方，呈左右排列，二者之间有右房室口相通；左心房和左心室位于房间隔和室间隔的左后方，呈前后排列，由左房室口相连。后纵隔内奇静脉、食管和胸主动脉三者排列成三角形，其间有胸导管通过。食管前方与左心房后壁之间有心包斜窦（图 3-6）。

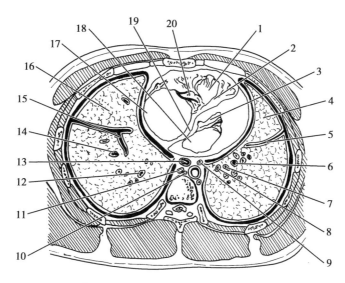

图 3-6 经过左、右房室口的横断层

1. 右心室；2. 室间隔；3. 左心室；4. 左肺上叶；5. 左肺斜裂；6. 内侧前底段静脉；7. 外侧底段静脉；8. 后底段静脉；9. 肺韧带淋巴结；10. 胸导管；11. 奇静脉；12. 底段下静脉；13. 食管；14. 底段上静脉；15. 额外肺裂；16. 右肺中叶；17. 右心房；18. 左心房；19. 房间隔；20. 右房室口

六 经腔静脉孔的横断层

断层特征：右房室口消失，下腔静脉口出现。

关键结构：右心房、右心室、左心室、冠状窦、下腔静脉口、肝和膈。

断面解析：此断面经第 8 胸椎体。纵隔结构已明显缩小，中纵隔前部有右心室和左心室。右心室后方有右心房和下腔静脉口。右心房与左心室之间有明显的冠状沟，沟内有冠状窦及其冠状动脉的断面。后纵隔的主要结构仍为排列成三角形的奇静脉、食管和胸主动脉。右侧纵隔胸膜常突入到食管后方与奇静脉之间，形成奇静脉食管隐窝，简称奇食隐窝（图 3-7）。

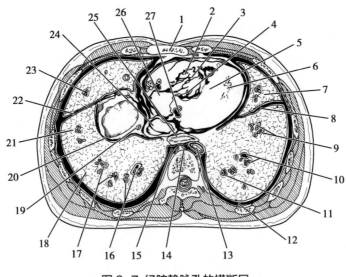

图 3-7 经腔静脉孔的横断层

1. 胸骨体；2. 右心室；3. 腱索；4. 三尖瓣；5. 室间隔；6. 左心室；7. 左肺上叶；8. 左肺斜裂；9. 左肺前底段支气管和血管；10. 外侧底段支气管和血管；11. 后底段支气管和血管；12. 胸膜腔；13. 胸主动脉；14. 奇静脉；15. 奇食隐窝；16. 后底段支气管和血管；17. 外侧底段支气管和血管；18. 右肺下叶；19. 膈神经及心包膈血管；20. 膈穹；21. 前段支气管和血管；22. 右肺斜裂；23. 右肺中叶；24. 下腔静脉；25. 食管；26. 右心房；27. 后室间支和心中静脉

第六节　胸部断层解剖复习思考题

一　单项选择题

（在 5 个备选答案中选出一个最正确的答案，多选少选均不得分）

1. 胸骨角后方平对

  A. 第 2 肋软骨   B. 第 3 胸椎体

  C. 第 2 胸肋关节   D. 第 4 胸椎体下缘   E. 第 5 胸椎体

2. 在上纵隔五层中，膈神经和迷走神经位于

  A. 胸腺层   B. 静脉层   C. 动脉层   D. 气管层   E. 食管层

3. 不属于后纵隔的结构是

  A. 食管   B. 气管   C. 胸导管   D. 奇静脉   E. 半奇静脉

4. 关于头臂静脉，正确的是

  A. 右头臂静脉比左头臂静脉长

  B. 由颈内静脉和锁骨下静脉汇合而成

  C. 左右头臂静脉汇合处称作静脉角

  D. 位于主动脉弓三大分支后方

  E. 左右头臂静脉在右侧第 2 胸肋关节后方汇合成上腔静脉

5. 胸部颈静脉切迹层面的上纵隔呈倒"三角形"，前外侧角和后角分别是
   A. 左、右头臂静脉和气管
   B. 左、右头臂静脉和食管
   C. 头臂静脉、气管和食管
   D. 左、右颈总动脉和气管
   E. 左、右颈总动脉和食管

6. 位于左心房后方与心包后壁之间的间隙是
   A. 心包横窦
   B. 心包上隐窝
   C. 心包前下窦
   D. 心包后间隙
   E. 心包斜窦

7. 上腔静脉起始处的横断层上不出现
   A. 左锁骨下动脉
   B. 左颈总动脉
   C. 头臂干
   D. 主动脉弓
   E. 胸导管

8. 下列结构不位于气管后间隙的是
   A. 食管
   B. 胸导管
   C. 左最上肋间静脉
   D. 右最上肋间静脉
   E. 左颈总动脉

9. 主动脉弓三大分支在水平断面由右向左依次为
   A. 头臂干、左颈总动脉、左锁骨下动脉
   B. 头臂干、左锁骨下动脉、左颈总动脉
   C. 左颈总动脉、左锁骨下动脉、头臂干
   D. 左颈总动脉、头臂干、左锁骨下动脉
   E. 左锁骨下动脉、头臂干、左颈总动脉

10. 奇静脉汇入上腔静脉处约平对
    A. 第 3 胸椎
    B. 第 4 胸椎
    C. 第 5 胸椎
    D. 第 6 胸椎
    E. 第 7 胸椎

11. 在主动脉弓层面内气管后间隙位于
    A. 气管与 T_2 之间
    B. 气管与 T_3 之间
    C. 气管与 T_4 之间
    D. 气管与 T_5 之间
    E. 气管与 T_6 之间

12. 下列哪个解剖结构在水平断面呈"三叶草"状
    A. 肺静脉
    B. 肺动脉权
    C. 食管
    D. 气管
    E. 上腔静脉

13. 肺动脉权横断层面上的左肺动脉末端勾绕
    A. 左主支气管
    B. 上叶支气管
    C. 左肺上叶动脉
    D. 左上肺静脉
    E. 左下肺静脉

14. 在经过左、右房室口的横断层上不出现的结构是
    A. 右心房
    B. 右心室
    C. 左心房
    D. 奇静脉
    E. 冠状窦

15. 在经下腔静脉口的横断层上不出现的结构是
    A. 右心房
    B. 右心室
    C. 左心房
    D. 奇静脉
    E. 食管

16. 关于肺段的说法，错误的是
    A. 是每个肺段支气管及其相连的肺组织
    B. 右肺分为 10 个段
    C. 左肺一般分为 8 个肺段
    D. 肺段呈圆锥形，尖向肺门
    E. 肺段划分临床意义不大

17. 主要分布于肺段之间的结构是
    A. 肺段支气管
    B. 肺段动脉
    C. 肺段静脉
    D. 支气管动脉
    E. 支气管静脉

18. 位于肺段之间的结构是
    A. 肺段支气管　　　　　　　　B. 肺段动脉　　　　　　　　C. 支气管动脉
    D. 支气管静脉　　　　　　　　E. 肺段静脉段间支

19. 肺段支气管、血管出入肺段处是
    A. 第一肺门　　B. 第二肺门　　C. 第三肺门　　D. 第四肺门　　E. 肺门

20. 肺结核空洞好发于
    A. 右肺后段　　B. 前段　　C. 上舌段　　D. 下舌段　　E. 后底段

21. 主动脉弓以上层面可见到的肺段是
    A. 上叶的尖段　　　　　　　　B. 上叶的前段　　　　　　　　C. 上叶的后段
    D. 中叶的内侧段　　　　　　　E. 中叶的外侧段

22. 出现于主动脉弓以上横断层面左肺的肺段是
    A. 右肺上段　　B. 右肺前段　　C. 右肺后段　　D. 左肺前段　　E. 左肺尖后段

23. 在主动脉弓横断层上，靠近肺纵隔面的肺段是
    A. 右肺尖段　　B. 右肺前段　　C. 右肺后段　　D. 左肺前段　　E. 左肺尖后段

24. 上段与各底段区分的标志是
    A. 上段静脉　　B. 内侧段静脉　　C. 前底段静脉　　D. 外侧段静脉　　E. 后底段静脉

25. 前段与上舌段区分的标志是
    A. 尖后段静脉　　B. 前段静脉　　C. 上段静脉　　D. 下舌段静脉　　E. 上舌段静脉

26. 左、右下肺静脉横断层面上不出现的肺段是
    A. 内侧段　　B. 上段　　C. 上舌段　　D. 下舌段　　E. 内侧前底段

27. 舌叶支气管横断层面上不出现的肺段是
    A. 前段　　B. 外侧段　　C. 内侧段　　D. 上舌段　　E. 下舌段

28. 肺门横断层面上最下部的结构是
    A. 主支气管　　B. 肺动脉　　C. 上肺静脉　　D. 下肺静脉　　E. 下叶支气管

29. 右肺最容易发生支气管扩张的是
    A. 尖段　　B. 前段　　C. 后段　　D. 后底段　　E. 内侧底段

30. 肺门淋巴结又称为
    A. 肺淋巴结　　B. 支气管肺淋巴结　　　　　　C. 隆嵴下淋巴结
    D. 气管权下淋巴结　　　　　　　　　　　　　E. 气管支气管淋巴结

31. 隆嵴下淋巴结肿大的短横径阈值是
    A. 8 mm　　B. 9 mm　　C. 10 mm　　D. 11 mm　　E. 12 mm

32. 形成影像上肺门和肺纹理的主要结构是
    A. 支气管　　B. 肺动、静脉　　C. 支气管血管　　D. 淋巴结　　E. 神经

33. 纵隔内最大的淋巴结是
    A. 气管旁淋巴结　　　　　　　　B. 隆嵴下淋巴结
    C. 纵隔前淋巴结　　　　　　　　D. 肺门淋巴结　　E. 食管旁淋巴结

34. 右肺最容易发生脓肿的肺段是
    A. 尖段　　B. 前段　　C. 后段　　D. 上段　　E. 内侧底段

35. 右肺是大的肺段是
    A. 尖段　　B. 后段　　C. 前段　　D. 内侧段　　E. 上段

二 多项选择题

（不定项选择题，每个题目的 5 个备选答案中有 2 个及以上正确答案，将所有正确答案选出，多选少选均不得分）

1. 胸骨角平面可见的结构有
   A. 气管杈　　　　　　　　　B. 主动脉弓起止端　　　　　　C. 奇静脉弓
   D. 食管第 2 狭窄　　　　　　E. 主动脉肺动脉窗

2. 肺动脉杈的横断层上左肺门区的结构有
   A. 左上肺静脉　　　　　　　B. 左肺动脉　　　　　　　　　C. 尖后段支气管
   D. 前段支气管　　　　　　　E. 食管

3. 右肺基底干支气管的分支有
   A. 内侧底段支气管　　　　　B. 外侧段支气管
   C. 前底段支气管　　　　　　D. 内侧前底段支气管　　　　　E. 下舌段支气管

4. 左肺动脉弓凸侧发出的分支有
   A. 尖后段动脉　B. 舌动脉干　　C. 前段动脉　　D. 上舌段动脉　E. 下舌段动脉

5. 右肺上叶静脉的主要属支有
   A. 尖段静脉　　B. 尖后段静脉　C. 上段静脉　　D. 后段静脉　　E. 前段静脉

6. 胸部淋巴结 AJCC-UICC 分区法中，上纵隔淋巴结包括
   A. 最上纵隔淋巴结　　　　　B. 主动脉下淋巴结
   C. 上气管旁淋巴结　　　　　D. 下气管旁淋巴结
   E. 血管前和气管后淋巴结

三 填空题

1. 上纵隔的结构由前向后分为五层，即 _____、_____、_____、_____ 和 _____。

2. 颈静脉切迹后方平对 _____。两侧肋弓下缘最低点平对 _____ 腰椎。

3. 左右头臂静脉在 _____ 汇合成上腔静脉。

4. 奇静脉弓呈弧形跨过 _____ 上方是横断层上 _____ 出现的标志。

5. 主动脉肺动脉窗是横断层上 _____ 出现的标志，也是纵隔四分法中 _____ 和 _____ 的分界线。

6. _____ 是右肺上叶支气管出现的标志；右肺动脉是 _____ 出现的标志。

7. 右肺尖段（S₁）在 _____ 层面消失，_____ 是右肺尖段消失的标志。

8. _____ 静脉是右肺下叶上段与各底段的分界标志。

四 名词解释

1. 血管前间隙（prevascular space）

2. 奇食隐窝（azygoesophageal recess）

3. 心包上隐窝（superior recess of pericardium）

4. 支气管树（bronchial tree）

5. 支气管肺段（bronchopulmonary segment）

五　问答题

1. 简述胸骨角平面的标志性意义。

2. 简述主动脉肺动脉窗的位置、内容、交通和临床意义。

3. 简述胸部淋巴结的 IASLC 法。

4. 简述横断层上肺段划分的标志性结构。

（张本斯，吴德野，盘梅，王婷）

第四章　腹部断层解剖

第一节　概　述

腹部位于胸部与盆部之间，包括腹壁和腹腔两部分。

腹壁可分为腹前外侧壁（有腹直肌、腹外斜肌、腹内斜肌和腹横肌）和腹后壁（有腰方肌和腰大肌）。

腹腔是由腹壁与膈围成的体腔，内有腹腔内器官、腹膜腔、腹部大血管和神经等。

腹部 CT 和 MRI 扫描时能清晰显示腹壁及腹腔器官的断面形态和结构。

一　腹部境界与分区

腹壁上界为剑突、肋弓、第 11 肋前端、第 12 肋下缘至第 12 胸椎棘突的连线。

下界为耻骨联合上缘、耻骨嵴、耻骨结节、腹股沟、髂嵴至第 5 腰椎棘突的连线。

腹部分区：通常以肋下面和结节间面将腹部分为腹上、中、下三部，然后又通过两侧腹股沟韧带中点的矢状面将每个部分再分成三个区，共形成三部九区。

二　腹膜腔和腹腔器官

1. **腹膜**　是覆盖在腹、盆壁内面，腹、盆腔器官表面的一层浆膜，分脏腹膜和壁腹膜两部分。腹膜腔是脏、壁两层腹膜相互移行形成一个不规则的潜在腔隙。

2. **分区**　腹腔可被横结肠及其系膜分为结肠上区和结肠下区。

（1）结肠上区：介于膈与横结肠及其系膜之间。有肝、肝外胆道、胃、十二指肠、胰、脾等器官。结肠上区腹膜腔被肝分为肝上间隙和肝下间隙。肝上间隙被镰状韧带分为左肝上间隙（包括左肝上前间隙和左肝上后间隙）和右肝上间隙。肝下间隙被镰状韧带和肝圆韧带分为右肝下间隙（即肝肾隐窝）和左肝下间隙。左肝下间隙被小网膜分为左肝下前间隙和左肝下后间隙（即网膜囊）。

（2）结肠下区：介于横结肠及其系膜与小骨盆上口之间。有空肠、回肠、盲肠、阑尾、升结肠、降结肠、乙状结肠等器官。结肠下区的腹膜腔被分成 4 个间隙，即左、右肠系膜窦和左、右结肠旁沟。右肠系膜窦：呈封闭的三角形，窦内感染积脓时不易扩散。左肠系膜窦：呈不规则的四边形，其下部与盆腔相通，窦内感染时脓液易引流入盆腔。在升、降结肠的外侧分别有右结肠旁沟和左结肠旁沟。右结肠旁沟：向上与肝肾隐窝相通，向下通盆腔；左结肠旁沟：上界为膈结肠韧带，向下通盆腔。

第二节　腹腔器官和结构的应用解剖

一　胃

（一）胃的位置与毗邻

1. **位置**　胃中等充盈时大部分位于左季肋区，小部分位于腹上区。贲门位于第 11 胸椎左侧，距正中线约 2.5 cm 处。幽门在第 1 腰椎右侧，距正中线 2.0 cm 处。

2. **毗邻**　胃的前面与肝左叶、腹前壁上部、左侧肋弓及膈相毗邻，后方与胰、脾、左肾、左肾上腺、横结肠及其系膜相毗邻。（记忆口诀：前有肝膈和腹壁，后有肾肾结胰脾）。

3. **胃床**　胃后壁隔网膜囊与胰、左肾及左肾上腺、脾、横结肠及其系膜相毗邻，这些器官共同形成胃床。当胃后壁炎症或穿孔时可波及胃床。

（二）胃的形态与分部

1. **形态**　中等充盈程度时胃呈囊袋状，有两面、两缘、两口、两切迹。两面：前面和后面；两缘：大弯缘与小弯缘；两口：贲门及幽门；两切迹：小弯缘有角切迹，大弯缘有贲门切迹。

2. **分部**　胃分为四部。

（1）胃底部（胃穹）：贲门切迹以上、向左上方突出的部分。

（2）贲门部：为靠近贲门的部分。

（3）幽门部（胃窦部）：从角切迹右侧至幽门，被中间沟分为左侧的幽门窦和右侧的幽门管。

（4）胃体部：在胃底部与幽门部之间。

二　肝

（一）肝的位置和外形

肝是人体最大的消化腺，能分泌胆汁，还参与体内多种物质的合成、分解与转化。

1. **位置**　肝大部分位于右季肋区和腹上区，小部分位于左季肋区。成人肝下缘可达剑突下 3 cm 处，但在右侧肋弓下方不能触及。肝的体表投影：上界在右锁骨中线上平对第 5 肋或第 5 肋间隙，下界在右锁骨中线右侧与肋弓下缘大体一致。

2. **形态**　肝为不规则的楔形，有两面、四缘。肝的上面与膈相接，称为膈面。由镰状韧带分为左、右两叶。肝的下面为脏面，凸凹不平，有不规则的"H"形沟，右纵沟前部为胆囊窝，后部为腔静脉沟；左纵沟前部有肝圆韧带，后部有静脉韧带；横沟为肝门，有肝左、右管，肝固有动脉左、右支，门静脉左、右支和神经、淋巴管出入。出入肝门的结构被结缔组织包绕共同构成肝蒂。肝门处主要结构的位置是肝左、右管在前，肝固有动脉左、右支居中，肝门静脉左、右支靠后；从上往下肝左、右管汇合点最高，肝门静脉分叉点稍低，肝固有动脉分支处最低。在腔静脉沟上端靠近膈处有肝左、中、右静脉出肝注入下腔静脉，此处称为第二肝门。腔静脉沟下端有肝右后静脉及尾状叶的静脉注入，称第三肝门。肝的脏面左纵沟左侧为左叶，右纵沟右侧为右叶，左右纵沟之间前方为方叶，后方为尾状叶。脏面的右叶、方叶和尾状叶与膈面的右叶相当。

（二）肝外形变异

肝右叶一般大于左叶，两者之比约为 6:1。肝的某一叶可增大或缩小，则引起其他叶的缩小或增大。有时肝左叶较小，甚至缺如；亦有肝左叶过长达脾者，称獭尾肝。

1. **方叶** 方叶的脏面上常有"C"形裂隙，致使该处肝组织向左侧突出，形成方叶小舌。经此处的横断层和矢状断面上可出现方叶分离现象。

2. **尾状叶** 变化较大，其组织可以伸向下腔静脉的后方，部分或全部包绕下腔静脉，称腔静脉后突。若突起过长，于矢状断面上可出现下腔静脉后尾状叶。

55% 的人尾状叶上有弓状切迹，此切迹将尾状叶分为左前方呈圆丘形隆起的乳头突和右前方与肝右叶相延续的尾状突。若此切迹过深，乳头突和尾状突较明显，在 CT、MRI 横断扫描图像上两者不相连，乳头突则表现为孤立的小圆形软组织影，易被误诊为是胰头或肿大的淋巴结。

3. **肝副裂** 表现为肝膈面前后方向的平行沟纹，由长期咳嗽或束腰所致，又称咳纹肝。肝副裂应与主裂或肝硬化病理结节鉴别。

4. **肝副叶** 常出现在肝右叶后下部，呈舌状突出，称 Riedel 叶。

5. **肝门右切迹** 是由肝门向肝右叶下面形成的切迹，出现率约为 82%，常可作为右叶间裂的自然标志。

（三）肝内管道系统

肝内有两套管道系统，即 Glisson 系统和肝静脉系统。

1. **Glisson 系统** 肝门静脉、肝固有动脉和肝管自肝门出入，其在肝内的各级分支（属支）、走向和分布范围大体一致，并由结缔组织囊包裹共同形成 Glisson 系统。分布于肝段内，其中肝门静脉分支较粗大且恒定，是肝分叶、分段的基础。

2. **肝静脉系统** 肝静脉自第二肝门出肝，肝静脉及其属支在肝内形成肝静脉系统，走行于肝叶和肝段之间。

（四）肝裂

经大量肝管铸型和腐蚀标本的研究发现，肝内叶与叶、段与段之间有若干明显的缺乏血管和胆管而出现裂隙，称为肝裂。肝裂是肝叶与肝段的分界标志。

1. **正中裂（主门裂）** 为一斜行面，在膈面为自下腔静脉的左缘至胆囊切迹的连线，在脏面为由胆囊窝中份到下腔静脉左缘（肝左静脉汇入处）的连线，内有肝中静脉走行。正中裂将肝分为左、右半肝或生理上的左叶和右叶。

2. **左叶间裂（脐裂）** 膈面相当于镰状韧带附着线左侧 1 cm 与下腔静脉左壁的连线，肝脏面与左纵沟一致，将左半肝分为左内叶和左外叶。裂内有肝左静脉及其属支和肝门静脉左支矢状部走行。

3. **右叶间裂** 在膈面从下腔静脉右缘至胆囊切迹右侧肝下缘的中、外 1/3 交点处，转至脏面，连于横沟右端，内有肝右静脉走行，将右半肝分成右前叶和右后叶。

4. **左段间裂（左门裂）** 在膈面起自下腔静脉左缘至肝左缘上、中 1/3 交点处，转到脏面连于第一肝门左端。裂内有肝左静脉经过，它将左外叶分为上、下两段。

5. **右段间裂** 在右后叶内，为横沟右端到肝右缘中点的连线，转至膈面连于正中裂，可将右前叶和右后叶分成上段和下段。

6. **背裂**　即尾状叶的周界，上起自肝左、中、右静脉注入下腔静脉处，向下至肝门的弧线。分隔尾状叶与左内叶、肝右叶。

7. **左内叶亚段间裂**　相当于肝门静脉左支矢状部的水平面，将左内叶分为上、下两个亚段。

（五）肝叶和肝段的划分

目前，肝分段方法较多，较常用的是 Couinaud 肝段划分法，即由肝裂将肝分为左、右半肝，五叶八段。

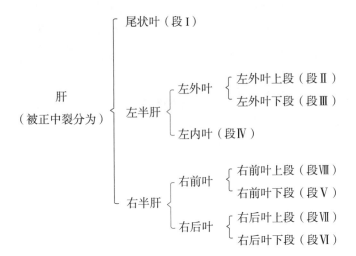

（六）肝门静脉与肝静脉的区别

	肝静脉	肝门静脉
管径	越近肝的膈面，管径越大	越近肝门，管径越大
走行	行于肝叶或肝段间	行于肝叶或肝段内
横断面形态	在近第二肝门的层面上呈长条形，近肝门的层面上呈圆管状	在近第二肝门的层面上呈圆管状，近肝门的层面上呈长条形
属支或分支形态	多，且较直	多且弯曲，具有多种形态
管壁	较薄，超声检查时无回声	壁厚，超声检查时有强回声

三　胰的应用解剖

（一）胰的位置和形态

1. **位置**　位于腹后壁，第 1、2 腰椎前方，是一个长条形的器官。右端被十二指肠环抱，左端接脾门。前面与胃后壁相毗邻，后方有肝门静脉、下腔静脉、腹主动脉和胸导管起始部。

2. **分部**　胰共分为四部。

（1）胰头：被十二指肠包绕，其右侧与十二指肠降部之间有胆总管下行，左侧向肠系膜上动、静脉后方伸出钩突。

（2）胰颈：位于胰头和胰体交界处前方。其前上方为幽门，后方是肝门静脉起始处。

（3）胰体：在第 1 腰椎前方横过，前方隔网膜囊与胃后壁相毗邻，后方有下腔静脉、腹主动脉、左肾上腺和左肾。

（4）胰尾：由胰体伸向左上方，达脾门。

（二）胰的分型

1. **一般型** 胰头低于胰尾，每个横断层上只出现一个胰组织的断面。约占 74%，又分为斜型、水平型和直角型三种。

2. **特殊型** 包括体高型、头高型、波浪型和突出胰块型四种。在一个横断层上可出现多个胰组织断面。

（三）胰的测量

可用垂直于胰长轴的前后径或前后径与第 2 腰椎横径的比例来确定。

国人胰头、颈、体、尾的前后径平均分别为：21.7 mm、9.6 mm、13.2 mm 和 13.1 mm；前后径与第 2 腰椎横径的平均比例分别为 1/2、1/4、1/3、1/3。

（四）胰的横断层解剖特点

1. **胰各部在横断层上的识别标志** 在横断层上，一般型的胰自上而下依次出现胰尾、胰体、胰颈，最后出现胰头。超声和 CT 图像上对胰定位最可靠的指标是肠系膜上血管而不是腹主动脉和下腔静脉。

胰头：位于第 1、2 腰椎之间，横断层上呈圆形或椭圆形。其右侧的十二指肠降部和后方的下腔静脉是确认胰头的标志。钩突是胰头的最低部分，可有钩形、角形和圆形等形态，其前方的肠系膜上动脉（左侧）、肠系膜上静脉（右侧）及其后方的下腔静脉是确认钩突的解剖标志。正常钩突向左延伸部分不应超过肠系膜上动脉的中线，如果钩突与肠系膜上动脉间脂肪线消失，钩突延伸至肠系膜上动脉左侧或肠系膜上动脉移位超过邻近椎体左缘，均应考虑为病理情况。

胰颈为胰头、胰体之间狭窄而扁薄的部分，居肝门静脉起始处或肠系膜上静脉的前方，故肝门静脉或肠系膜上静脉右侧壁是区分胰头与胰颈的标志，肝门静脉或肠系膜上静脉左侧壁是区分胰颈与胰体的标志。

胰体为腹主动脉和脊柱前方略向前凸的胰组织，呈长条形。影像诊断时胃后壁可作为胰体前界的标志，脾静脉或左肾前缘可作为胰体后界的标志，左肾血管有助于确定胰体的下界。脾动、静脉管径较粗且恒定，是 B 超或 CT 图像上确认胰的标志。

胰尾为胰体向左缩窄伸向脾门的部分，位于左肾的前方或前外侧，邻近脾门，多被包裹于脾肾韧带内，与脾静脉和 / 或左肾上腺可出现于同一层面内。

2. **胰管的识别**

（1）形态：在胰头内呈圆形或椭圆形，在胰体内呈长条形。

（2）位置：在胰头内居下份，在胰颈和胰体内居中上部，在胰尾内居中心部。

四　肝外胆道

（一）定义和组成

肝外胆道（extrahepatic biliary ducts）是肝以外将肝分泌的胆汁排送到十二指肠的所有管道

的总称，包括肝左管、肝右管、肝总管、胆囊和胆总管等。

（二）胆总管的分段

胆总管（common bile duct）长 7~8 cm，管径 0.6~0.8 cm，直径大于 1 cm 可提示胆总管下端阻塞等病理情况。胆总管依其行程可分为四段。

1. 十二指肠上段　行于肝十二指肠韧带内，其左侧为肝固有动脉、后方有肝门静脉和网膜孔。

2. 十二指肠后段　行于十二指肠上部后方，位于肝门静脉右侧。

3. 胰腺段　行于胰头与十二指肠之间，管腔最窄，可分为完全包埋型、部分包埋型和胰腺后型三种。

4. 十二指肠壁内段　斜穿十二指肠中、下部的后内侧壁，与胰管汇合成肝胰壶腹，开口于十二指肠大乳头。

（三）胆总管的横断层解剖特点

胆总管依据行程分为四段。十二指肠上段居肝十二指肠韧带内，肝门静脉右前方，呈扁圆形管道，管径为肝门静脉主干的 1/3 左右，该段胆总管与肝总管较难区分；十二指肠后段，位于肝门静脉右侧，主要依据肝门静脉来识别；胰腺段位于左肾静脉经腹主动脉与肠系膜上动脉之间汇入下腔静脉的层面上，行于胰头与十二指肠降部之间，下腔静脉前方，故下腔静脉是识别胆总管胰腺段的标志；十二指肠壁内段为十二指肠降部下份左前壁或前壁的圆形管腔，其壁厚腔小，常可同时出现十二指肠大乳头。

五　门腔间隙

门腔间隙（portocaval space）为肝门静脉与下腔静脉之间的间隙，其上界为肝门静脉分叉处，下界是肝门静脉合成处。间隙内自上而下依次有肝尾状突、网膜孔、门腔淋巴结和胰的钩突等解剖结构。

在正常情况下，门腔间隙内可有肝尾状突和乳头突，CT、MRI 图像上常显示为孤立的卵圆形结节影，易误认为胰头、门腔淋巴结或肝外病变。在异常情况下，某些解剖结构的病变也可引起门腔间隙改变，如尾状突肿瘤、网膜囊积液和门腔淋巴结肿大等，邻近器官的肝、胰、右肾等的病变也可侵犯到门腔间隙。

第三节　腹部典型断层解析

1. 经第二肝门的横断层

断层特点：肝左、中、右静脉注入下腔静脉处（第二肝门）同时出现。

关键结构：第二肝门、食管、胃。

断面解析：层面包括胸腔结构和腹腔结构，膈穹隆下方和内侧为腹腔结构，由右向左有肝、胃和脾。而胸腔则居其上方和外侧。食管已从胸主动脉的右前方转移至胸主动脉正前方，于下一断层穿膈食管裂孔。在腹腔内，肝占据右侧，肝左外叶和胃底首次出现于膈左穹隆的下内侧。第二肝门出现是本断面的重要特征。第二肝门是指肝的腔静脉沟上份，肝左、中、右静脉出肝处，多出现于第10胸椎体上份水平。肝右静脉出肝后多开口于下腔静脉右壁，肝中静脉和肝左静脉可共同开口于下腔静脉左前壁。断面上可见肝冠状韧带上层和肝裸区（图4-1）。

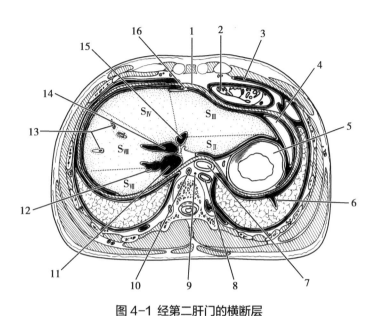

图 4-1 经第二肝门的横断层

1.膈；2.右心室；3.肋纵隔隐窝；4.脾；5.胃底；6.左肺下叶；7.食管；8.胸主动脉；9.胸导管；10.奇静脉；11.下腔静脉；12.肝右静脉；13.肝门静脉右前上支；14.肝中静脉；15.肝左静脉；16.镰状韧带

肝段划分方法：自肝中静脉长轴至下腔静脉左前壁的连线为正中裂，分开左内叶上段（S_{IVa}）与右前叶上段（S_{VIII}）；通过下腔静脉中心的矢状线偏右 10° 为左叶间裂，分隔左内叶上段（S_{IVa}）与左外叶（S_{II}+S_{III}）。自肝左静脉的长轴至胃压迹的连线为左段间裂，分隔左外叶上段（S_{II}）与下段（S_{III}）。肝右静脉长轴的延长线为右叶间裂，分隔右前叶上段（S_{VIII}）和右后叶上段（S_{VII}）。下腔静脉后方的肝组织为尾状叶（S_I）。

2. 经肝门静脉左支角部的横断层

断层特点：静脉韧带裂内小网膜消失，肝门静脉左、右支和第三肝门、肾上腺断面出现。

关键结构：肝门静脉左支角部、肝门静脉左支、肝门静脉右支、第三肝门、肝、胃、脾。

断面解析：膈的上方肺已消失，仅剩下肋膈隐窝后部。腹腔内的结构由右至左为肝、胃底、结肠左曲和脾。脾呈"新月"形，位于胃底左后方。肝内可见下腔静脉，肝左、中、右静脉，肝门静脉左支角部。肝门静脉左支角部出现是本断面的重要特征。稍低层面可切及肝门静脉左支横部的起始部和矢状部，囊部可与矢状部同层或稍低层面出现（图4-2）。

肝段划分方法：自肝中静脉至下腔静脉左前壁的连线分开左内叶上段（S_{IVa}）与右前叶上段（S_{VIII}）；自镰状韧带至下腔静脉左前壁的连线为左叶间裂，分隔左内叶上段（S_{IVa}）与左外叶（S_{II}+S_{III}）。自肝左静脉延长线的长轴至胃压迹的连线为左段间裂，分隔左外叶上段（S_{II}）与下段（S_{III}）。肝右静脉长轴至下腔静脉右前壁的连线为右叶间裂，分隔右前叶上段（S_{VIII}）和右后叶上段（S_{VII}）。从静脉韧带裂右端至下腔静脉右前壁的弧形线为背裂，分开尾状叶（S_I）和左内叶上段（S_{IVa}）及右前叶上段（S_{VIII}）（肝分段方法与"经第二肝门的横断层"相似）。

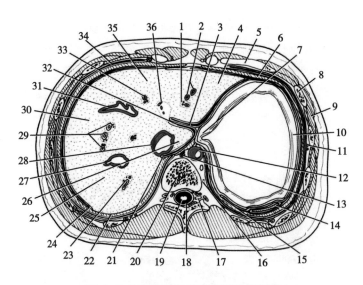

图 4-2 经肝门静脉左支角部的横断层

1. 肝门静脉左外上支；2. 肝左静脉；3. 静脉韧带裂及静脉韧带；4. 肝左外叶；5. 第 6 肋软骨；6. 膈；7. 贲门；8. 第 7 肋；9. 肋间外肌；10. 胃底；11. 肋间后动脉；12. 胸主动脉；13. 奇静脉；14. 脾；l5. 胃膈韧带；16. 交感干；17. 第 11 胸神经；18. 蛛网膜下隙；19. 脊髓；20. 第 11 胸椎体；21. 冠状韧带下层；22. 肝裸区；23. 肝门静脉右后上支；24. 冠状韧带上层；25. 肝右后叶；26. 肝尾状叶；27. 肝右静脉；28. 下腔静脉；29. 肝门静脉右前上支；30. 肝右前叶；31. 肝中静脉；32. 网膜囊上隐窝；33. 肝门静脉左内支；34. 右肝上间隙；35. 肝左内叶；36. 肝门静脉左支角部

3. 经肝门的横断层

断层特点：脾门和肝门静脉左支角部消失，肝门、肝圆韧带裂出现。层面结构有肝、肝门结构、胃和脾。

关键结构：肝门静脉右支、肝胃韧带、肝总管、肾上腺、胃、脾。

断面解析：此平面约平第 12 胸椎体，腹腔右侧半被肝占据，左侧半为胃和脾。肝门静脉及其右支是此断面的特征，也是肝门出现的标志。下腔静脉位于第 12 胸椎体的右前方与肝的尾状叶之间。在下腔静脉和肝尾状叶前方的裂隙为肝门。肝门静脉在该处分为左支和右支。肝门静脉右支行向右后，分为右前支和右后支，进入肝右叶。在肝门静脉主干前方，肝左、右管已合成肝总管，其右侧有肝固有动脉断面。下腔静脉的左前方有肝尾状叶的尾状突和乳头突。乳头突孤立存在，要注意与肝门附近肿大的淋巴结相鉴别。右肾上腺居肝裸区、膈和下腔静脉后壁所围成的三角形区域内。左肾上腺位于胃后壁、膈和脾所围成的充满脂肪的三角内（图 4-3）。

肝段划分方法：由肝中静脉至下腔静脉左前壁的连线分开左内叶下段（S_{IVb}）与右前叶上段（S_{VIII}）；肝圆韧带裂为自然形成的左叶间裂，分隔左内叶下段（S_{IVb}）与左外叶下段（S_{III}）。肝右静脉至下腔静脉右前壁的连线为右叶间裂，分隔右前叶上段（S_{VIII}）和右后叶上段（S_{VII}）。从肝门右端至下腔静脉右前壁的弧形线分开尾状叶（S_I）和右后叶上段（S_{VII}）。肝门平面为肝分段的转折平面，此平面开始左外叶上段（S_{II}）已消失，仅剩其下段（S_{III}），左内叶为左内叶下段（S_{IVb}）。此平面以下，右前叶、右后叶均为其下段，即（S_V）和（S_{VI}）。

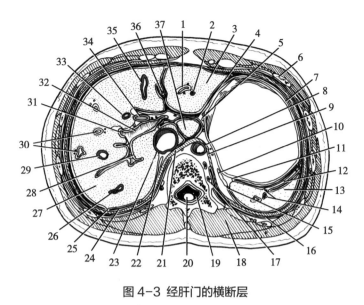

图 4-3 经肝门的横断层

1.肝门静脉左外下支；2.肝左静脉下根；3.肝左外叶；4.小网膜；5.胃左血管；6.第7肋；7.胃体；8.胸主动脉；9.左膈脚；10.左肾上腺；11.胃膈韧带；12.胃脾韧带；13.脾；14.脾动、静脉；15.膈脾韧带；16.肋膈隐窝；17.交感干；18.竖脊肌；19.蛛网膜下隙；20.脊髓；21.右膈脚；22.右肾上腺；23.下腔静脉；24.右肝下间隙；25.右三角韧带；26.肝右静脉属支；27.右后叶；28.肝门静脉右后支；29.肝右静脉；30.肝门静脉右前上支；31.肝门静脉右前支；32.肝门静脉右支；33.肝中静脉右根；34.胆囊；35.肝中静脉左根；36.肝圆韧带；37.肝乳头突

4. 经幽门的横断层

断层特点： 肝门和尾状叶乳头突消失，胆囊、十二指肠球、幽门和右肾脂肪囊出现。

关键结构： 胆囊、肠系膜上动脉、门腔间隙、胰、网膜囊。

断面解析： 该层面经第1腰椎体水平，胃横卧于腹腔的前部，其大小随充盈程度而异。肝、脾断面进一步变小，肝右叶左前方为胆囊，胆囊左侧的肝十二指肠韧带内可见胆总管、肝固有动脉和两者后方的肝门静脉。肝十二指肠韧带左侧有十二指肠上部、幽门及胃的幽门部、横结肠及结肠左曲。幽门与胰之间为网膜囊下隐窝（图4-4）。

肝段划分方法： 自胆囊长轴至下腔静脉左前壁的连线为正中裂，分开左内叶下段（S_{IVb}）与右前叶下段（S_V）；肝圆韧带裂分隔左内叶下段（S_{IVb}）与左外叶下

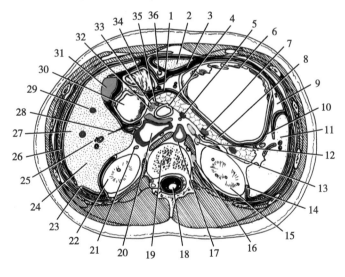

图 4-4 经幽门的横断层

1.网膜囊前庭；2.肝左外叶；3.左肝下前间隙；4.肝门静脉；5.脾静脉；6.胃体；7.脾动脉；8.胰体；9.大网膜；10.网膜囊脾隐窝；11.脾；12.左肾上腺；13.主动脉肾神经节；14.脾肾韧带；15.左肾；16.交感干；17.腹主动脉和肠系膜上动脉；18.脊髓；19.第1腰椎椎体；20.下腔静脉；21.右肾上腺；22.右肾；23.肝右三角韧带；24.肝右后叶；25.肝门静脉右后下支；26.右肝上间隙；27.肝右前叶；28.肝门切迹；29.肝中静脉属支；30.十二指肠上部；31.胆囊；32.胆囊管；33.肝总管；34.胃幽门部；35.胃十二指肠动脉；36.肝圆韧带

段（S_Ⅲ）。肝右静脉至下腔静脉右前壁的连线为右叶间裂，分隔右前叶下段（S_Ⅴ）和右后叶下段（S_Ⅵ）。从胆囊至下腔静脉右前壁的弧形线分开尾状叶（S_Ⅰ）和右后叶下段（S_Ⅵ）。

5. 经十二指肠水平部下份的横断层

断层特点：胆总管及肾门消失，十二指肠水平部居断面中央。

关键结构：十二指肠水平部、肝胰壶腹、肠系膜上动脉。

断面解析：该层面经第 2 腰椎间盘或第 3 腰椎，恰经十二指肠水平部。十二指肠水平部居断面中央，其右侧邻近升结肠和肝右叶下部；左侧是肠系膜和空肠断面，空肠外侧有降结肠。十二指肠水平部前方有肠系膜及其内的肠系膜上动脉、静脉和淋巴结；后方有下腔静脉和腹主动脉。腹腔的前部有横结肠及其系膜的断面。肝、肾已至下极，断面变小，胰头已消失。在腰大肌中部外缘与肾的前内缘相近处有输尿管断面（图 4-5）。

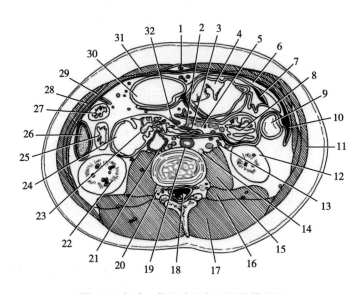

图 4-5 经十二指肠水平部下份的横断层

1. 肝圆韧带；2. 肠系膜上动脉；3. 十二指肠水平部；4. 横结肠；5. 肠系膜；6. 大网膜；7. 网膜囊下隐窝；8. 空肠；9. 降结肠；10. 左结肠旁沟；11. 腹外斜肌；12. 左肾；13. 左输尿管；14. 交感干；15. 腰大肌；16. 腰方肌；17. 竖脊肌；18. 马尾；19. 腹主动脉；20. 第 3 腰神经；21. 下腔静脉；22. 右肾；23. 十二指肠大乳头；24. 十二指肠降部；25. 升结肠；26. 肝右叶；27. 横结肠；28. 腹内斜肌；29. 腹横肌；30. 胃体；31. 腹直肌；32. 肠系膜上静脉

第四节 腹部断层解剖复习思考题

一 单项选择题

（在 5 个备选答案中选出一个最正确的答案，多选少选均不得分）

1. 贲门平对

    A. 第 10 胸椎体
    B. 第 11 胸椎体

    C. 第 12 胸椎体
    D. 第 1 腰椎体
    E. 第 2 腰椎体

2. 十二指肠上部构成网膜孔的
   A. 前界　　　　　　　　　　B. 后界　　　　　　　　　　C. 上界
   D. 下界　　　　　　　　　　E. 左前界

3. 第三肝门位于
   A. 肝静脉的开口处　　　　　B. 左纵沟的前部
   C. 右纵沟的前部　　　　　　D. 腔静脉沟下端　　　　　　E. 左纵沟后部

4. 在横断层面上，正常胰头的前后径不应超过同一层面上椎体的
   A. 1/3 横径　　　　　　　　B. 1/2 横径　　　　　　　　C. 横径
   D. 1/2 纵径　　　　　　　　E. 纵径

5. 十二指肠位于腹主动脉与肠系膜上动脉夹角内的部分是
   A. 下部　　　　　　　　　　B. 球部　　　　　　　　　　C. 水平部
   D. 升部　　　　　　　　　　E. 十二指肠空肠曲

6. 人体平卧时腹膜腔的最低处是
   A. 肝左下前间隙　　　　　　B. 肝左下后间隙　　　　　　C. 肝肾隐窝
   D. 网膜囊　　　　　　　　　E. 左结肠旁沟

7. 在肝门处位居最前方的结构是
   A. 肝固有动脉　　　　　　　B. 肝静脉　　　　　　　　　C. 肝左、右管
   D. 肝门静脉　　　　　　　　E. 下腔静脉

8. 在第 1~2 腰椎横断平面，识别确定胰颈的重要标志是
   A. 十二指肠降部　　　　　　B. 门静脉或肠系膜上静脉　　C. 下腔静脉
   D. 十二指肠球部　　　　　　E. 腹主动脉

9. 正中裂是
   A. 胆囊切迹中点至下腔静脉左缘连线
   B. 胆囊切迹中点至下腔静脉右缘连线
   C. 胆囊切迹中点至上腔静脉左缘连线
   D. 胆囊切迹中点至上腔静脉右缘连线
   E. 镰状韧带左侧 1 cm 处

10. 右叶间裂内有
    A. 肝左静脉　　　　　　　　B. 肝中静脉　　　　　　　　C. 肝右静脉
    D. 肝门静脉右支　　　　　　E. 肝门静脉左支矢状部

11. Couinaud 肝段划分法把肝分成
    A. 五段　　　　　　　　　　B. 六段　　　　　　　　　　C. 七段
    D. 八段　　　　　　　　　　E. 九段

12. 经肝门断面标本上肝门出现的标志是
    A. 肝门静脉及其右支　　　　B. 肝门静脉及其左支　　　　C. 肝左静脉
    D. 肝右静脉　　　　　　　　E. 肝门静脉左支横部

13. 关于胰腺叙述，错误的是
    A. 为腹膜内位器官　　　　　B. 分头、颈、体、尾四部分
    C. 胰头被 "C" 形的十二指肠包绕
    D. 位于第 1~2 腰椎水平　　　E. 胰尾与脾门相接

14. 腹膜后隙的主要结构不包括

    A. 肾   B. 肾上腺   C. 胰

    D. 空肠   E. 输尿管

15. 关于下腔静脉，正确的是

    A. 右侧为腹主动脉   B. 前面有肝、胰头、十二指肠水平部

    C. 位于脊柱左前方   D. 管腔形态恒定不变

    E. 有肝门静脉注入

16. 胰腺头、颈、体分界的结构是

    A. 下腔静脉   B. 肠系膜上静脉

    C. 肠系膜上动脉   D. 脾静脉   E. 肠系膜下静脉

17. 在幽门平面上，不出现的结构

    A. 胆囊   B. 胰   C. 肾门

    D. 脾下极   E. 十二指肠空肠曲

18. 经第二肝门的横断层面上不出现

    A. 食管   B. 胸导管

    C. 肝十二指肠韧带   D. 下腔静脉   E. 胃

19. 左输尿管腹部前方有

    A. 十二指肠水平部   B. 乙状结肠系膜越过   C. 肠系膜根

    D. 腹主动脉   E. 下腔静脉

20. 胰体后界的标志结构是

    A. 脾静脉   B. 腹主动脉   C. 脾动脉

    D. 下腔静脉   E. 胃后壁

二　多项选择题

（不定项选择题，每个题目的 5 个备选答案中有 2 个及以上正确答案，将所有正确答案选出，多选少选均不得分）

1. 关于肝门静脉正确的是

    A. 内有功能性瓣膜   B. 始于胰颈后方

    C. 后方隔网膜孔与下腔静脉相对　D. 行于肝十二指肠韧带内

    E. 注入下腔静脉

2. 关于肠系膜淋巴结正确的是

    A. 第 1 列沿肠壁排列   B. 第 2 列在肠系膜中部

    C. 第 3 列在肠系膜根部   D. CT 可显示肠壁孤立淋巴滤泡

    E. 肠系膜的淋巴最终注入肠系膜下淋巴结

3. 胃的后方毗邻

    A. 下腔静脉   B. 左肾上腺   C. 胰

    D. 腹主动脉   E. 横结肠及其系膜

4. 正常腹部横断面内的胰钩突

    A. 位于肠系膜上动、静脉与下腔静脉之间

B. 和左肾静脉多在同一层面

C. 延伸至肠系膜上动脉左外缘

D. 与肠系膜上动脉间有一脂肪线分隔

E. 前方有腹主动脉

5. 门腔间隙内有

A. 胰尾　　　　　　　　B. 肝尾状突　　　　　　　C. 网膜孔

D. 门腔淋巴结　　　　　E. 胰头的钩突

三　填空题

1. 肝门静脉由 _____ 和 _____ 在胰颈后方汇合而成。

2. 肝门静脉左支一般分为 _____、_____、_____ 和 _____ 四部分。

3. 右肾上腺三角境界，外侧界为 _____，上界为 _____，内侧界为 _____。

4. 在横断层图像上，_____ 静脉走行于胰体后方，可作为寻找胰的标志。

5. 肝门右切迹内有 _____ 鞘系，故此切迹也可作为 _____ 和 _____ 的区分标志。

6. 肾周间隙内的主要结构是 _____、_____ 和 _____ 等。

7. 以肾动脉分布为标志，肾分为 _____、_____、_____、_____ 和 _____ 五段。

8. 在断层标本和 CT 图像上 _____ 和 _____ 是确定胰头的重要标志；钩突位于 _____、_____ 和 _____ 之间。

9. 依据 _____ 系统的分布和 _____ 的走行，可将肝分为 _____ 半肝、_____ 个肝叶和 _____ 个肝段，据 Couinaud 肝段划分法，尾状叶属 _____ 段。

四　名词解释

1. Glisson 系统（Glisson system）

2. 门腔间隙（portocaval space）

3. 腹膜后隙（retroperitoneal space）

五　问答题

1. 试述肝段在肝表面的划分标志。

2. 简述肝门静脉和肝静脉在横断层上的区分方法。

3. 简述腹膜后间隙分区与其内的主要结构。

4. 试述肝门平面在肝横断层上的标志性意义。

（杨吉平，唐洗敏，詹东，朱丹青）

第五章　盆部与会阴断层解剖

第一节　盆部与会阴应用解剖

一　概述

　　盆部由盆壁、盆腔及盆腔器官构成。盆壁以骨盆为基础，左右髋骨、骶骨、尾骨借骶髂关节、耻骨联合、骶结节韧带和骶棘韧带等结构相连构成骨盆，加上盆壁肌、盆膈和盆筋膜构成盆壁。盆膈由肛提肌和尾骨肌及覆盖于其上、下面的筋膜构成，封闭骨盆下口，有肛管通过。盆筋膜分为盆壁筋膜、盆脏筋膜和盆膈筋膜，盆筋膜在盆腔内相互移行形成潜在性的盆筋膜间隙，常见的有耻骨后隙、骨盆直肠间隙和直肠后隙等。

二　盆腔器官的排列规律和特点

　　盆腔器官由前向后排成三列，分别是泌尿系统器官、生殖系统器官和消化系统器官。男性：前列有膀胱和尿道；中列有输精管壶腹、精囊和前列腺；后列有直肠、肛管和输尿管盆段。女性：前列有膀胱、尿道；中列有子宫、阴道、输卵管和卵巢；后列有直肠、肛管和输尿管盆段。

三　男性盆腔主要器官概述

　　膀胱位于耻骨联合的后方，分为膀胱尖、体、底、颈四部分。膀胱颈与男性前列腺相邻，膀胱底与输精管壶腹、精囊相邻。前列腺位于膀胱颈与尿生殖膈之间，分为底、体、尖三部分。前列腺依据胚胎发生分为前叶、中叶、后叶和左、右侧叶，依据组织结构分为内腺和外腺，依据带区分区法分为前区、中央区、周缘区和前纤维肌肉基质区。精囊是长椭圆形的囊状器官，位于膀胱底的后面、输精管壶腹的外下方。输精管末端膨大成输精管壶腹，与精囊的排泄管汇合成射精管，穿过前列腺开口于尿道前列腺部。

四　女性盆腔主要器官概述

　　子宫居盆腔中央，呈倒置的梨形，分为底、体、颈三部分。正常成人子宫呈轻度前倾前屈位，子宫底在小骨盆入口平面以下，子宫颈位于坐骨棘平面以上。除盆膈、尿生殖膈、阴道等子宫周围结构的承托外，子宫阔韧带、子宫圆韧带、子宫主韧带及骶子宫韧带等对维持子宫正常位置也起到了重要的作用。卵巢呈扁椭圆形，位于髂内动脉与髂外动脉夹角处的卵巢窝内，借卵巢悬韧带和卵巢固有韧带分别连于盆侧壁、子宫角。阴道位于膀胱、尿道与直肠之间，其上部包绕在子宫颈阴道部周围形成环状的阴道穹，其中阴道后穹最深，与直肠子宫陷凹相邻。直肠在第3骶椎平面续于乙状结肠，其下端膨大为直肠壶腹，内有3条直肠横襞。

五　会阴的境界和分区

会阴为盆膈以下封闭骨盆下口的所有软组织的总称，呈菱形，以两侧坐骨结节的连线分为尿生殖区和肛区。尿生殖区内有会阴浅、深隙，有男性尿道或女性尿道及阴道穿过。肛区内有肛管和坐骨肛门窝等，肛管内有肛柱、齿状线等结构，周围有肛门括约肌环绕；坐骨肛门窝呈尖朝上、底向下的楔形，位于肛管两侧的肛区皮肤与肛提肌之间，内有大量的脂肪组织，外侧壁上有阴部管通过。

第二节　盆部与会阴断层解剖特点

一　男性盆部与会阴的横断层特点

男性盆部与会阴的横断层以髋臼上缘和耻骨联合下缘为界分为上、中、下三部。上部为髋臼上缘以上的层面，腔内的器官主要是下腹部器官向下的延续。空腔器官主要为肠管，右前方有盲肠和阑尾，左前方有弯曲的乙状结肠，盆腔内中部的肠管大部分为回肠；盆部的神经、血管出现于盆壁的后外侧，随层面下移则逐渐向前外侧移动。中部为髋臼上缘至耻骨联合下缘之间的层面，腔内以盆腔器官为主。膀胱首先出现于回肠之间，至前列腺出现时基本消失；直肠紧贴于骶骨前方，与膀胱之间为直肠膀胱陷凹，其间的精囊和输精管壶腹自外侧向内侧排列，向下汇合成射精管，穿入前列腺，开口于尿道前列腺部。盆腔后外侧壁出现坐骨大孔，内有重要的肌性标志（梨状肌）穿出，将坐骨大孔分为梨状肌上、下孔，梨状肌下孔内有粗大的坐骨神经穿出。闭孔内肌位于盆壁前外侧，与闭孔之间有闭膜管，管内有闭孔神经、血管出入盆腔；下部为耻骨联合下缘以下的层面，主要显示会阴部的器官结构。

二　女性盆部与会阴的横断层特点

女性盆部与会阴相比男性略复杂，自上而下可分为五部分。第一部分为骶髂关节下缘以上的层面，盆腔内主要是下腹部器官的向下延续。第二部分为骶髂关节的下缘至髋臼上缘之间的层面，主要特征为腹、盆部器官混合存在。生殖系统的子宫底最先出现，随层面下移则移行为子宫体，其两侧出现子宫角和卵巢、输卵管。第三部分为髋臼上缘至耻骨联合的上缘之间的层面，主要结构为盆部器官；较大的膀胱断面位于前部，其后方的圆柱状结构为子宫颈，随层面下移子宫颈周围出现阴道穹，阴道后穹先出现，呈半环状。第四部分为耻骨联合上缘至耻骨弓下缘之间的层面，主要结构为盆底及会阴深层结构；中线上自前向后有尿道、阴道和肛管穿过，肛管两侧为坐骨肛门窝，随层面下移则阴道两侧出现"八"字形排列的前庭球及其外侧呈条形的坐骨海绵体肌。第五部分为耻骨弓下缘以下的层面，主要结构为女阴结构。

三　会阴结构在横断层的特点

肛提肌是辨别会阴结构的标志性结构。在横断层面上，经耻骨联合下份平面的中部是"U"形的肛提肌及其筋膜形成的盆膈，肛提肌后外侧为三角形的坐骨肛门窝，由前外侧的闭孔内肌、前内侧的肛提肌和后方的臀大肌围成。此三角形区域向下逐渐增大，至肛区皮肤出现时消失。两侧肛提肌的内侧为泌尿器官、生殖器官和消化管道的末端，由前向后女性依次为尿道、阴道和肛管，男性为尿道和肛管。

四　盆部与会阴的冠状断层特点

男性盆部与会阴冠状断层以前列腺为界分为前、中、后三部。前部为前列腺出现以前的层面，上份有乙状结肠、回肠、盲肠和膀胱的断面，下份有会阴部的阴囊、睾丸和阴茎海绵体、尿道海绵体。中部为前列腺所在的层面，上份主要为膀胱断面，其两侧有盆部的神经、血管，下份主要为前列腺断面，其下方有尿生殖膈和尿道海绵体，外侧有闭孔内、外肌。后部为前列腺以后的层面，主要为直肠或肛管的断面，其外侧有骶髂关节和肛管两侧的坐骨肛门窝。

女性盆部与会阴冠状断层以子宫为界分为前、中、后三部。前部为子宫出现以前的层面，上份主要有膀胱、回肠、盲肠和乙状结肠断面，下份为耻骨联合下方的会阴部结构。中部为子宫和卵巢、输卵管所在的层面，子宫呈壁厚腔小的椭圆形，其两侧有输卵管和卵巢。后部为子宫消失以后的层面，主要为直肠及其后方的结构。

五　盆部与会阴的矢状断层特点

男性盆部与会阴矢状断层以前列腺为界分为左、中、右三部。左、右部的器官结构基本对称，主要为肠管及沿盆壁的神经、血管；中部为前列腺所在的层面，其上份自前向后有膀胱、输精管腹壶和精囊、直肠，下份主要为前列腺和肛管及其下方的会阴部结构。

女性盆部与会阴矢状断层以子宫为界分为左、中、右部，左、右侧的器官结构基本对称，主要为肠管、卵巢、输卵管及沿盆壁的神经、血管；中部为子宫所在的层面，其上份自前向后为膀胱、子宫和直肠，下份主要为阴道和肛管及其下方的会阴部结构。

六　盆部与会阴的 CT 和 MRI 特点

盆部与会阴在 CT 影像上：膀胱壁呈薄而均匀的软组织影；前列腺是均匀的软组织影，增强扫描呈中度强化；子宫体呈梭形或椭圆形软组织影，边缘光滑，增强扫描明显强化；卵巢呈软组织影，密度不均匀。盆部与会阴在 MRI 影像上：膀胱壁 T_1WI 为中等信号，T_2WI 的内层平滑肌为低信号、外层平滑肌呈中等信号；前列腺各部在 T_1WI 呈均匀低信号，T_2WI 可显示各解剖带区，移行带呈低信号，中央带呈低信号，周围带呈高信号；精囊在 T_1WI 呈均匀低信号，T_2WI

呈高信号；子宫在 T_1WI 呈均匀稍低信号，T_2WI 呈现分层表现，子宫体内腔呈高信号，结合带呈低信号，子宫肌层呈中等信号；卵巢在 T_1WI 呈均匀低信号，T_2WI 呈低信号，但卵泡呈高信号。

第三节　盆部与会阴典型断层解析

一　男性盆部与会阴典型断层

1. 经第 1 骶椎上份的横断层

断层特征：第 5 腰椎消失，第 5 腰椎间盘和骶髂关节断面出现。

关键结构：肠管、髂血管、输尿管、股神经、骶髂关节和髂骨翼。

断面解析：盆腔由盆壁和腹前壁围成，左右径大于前后径，容纳下腹部器官。盆腔内主要有肠管和紧贴盆壁的血管、神经。前部有盲肠、回肠、空肠、降结肠和乙状结肠。第 1 骶椎体位居盆后壁中部，其后方为骶管，管内容纳骶、尾神经根。髂骨翼略呈"S"形，后部与骶骨外侧形成骶髂关节。髂骨翼前面的髂窝，被髂肌所占据；背外侧面为臀中肌和臀大肌上部。髂肌的前内侧是腰大肌，腰大肌与髂肌之间有股神经，髂腰肌内侧从前到后有睾丸血管、髂外血管、闭孔神经、输尿管和髂内血管。骶椎前方有骶正中血管，前外侧有腰骶干。在此层面上输尿管已跨过髂总动脉行于髂内、外动脉之间，骶丛及腰骶干则位居髂血管的后方（图 5-1）。

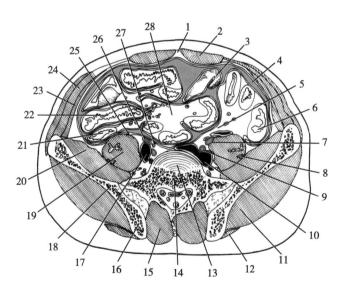

图 5-1　经第 1 骶椎上份的横断层

1. 白线；2. 腹直肌；3. 回肠；4. 腹膜腔；5. 乙状结肠系膜；6. 乙状结肠；7. 髂外动脉；8. 股神经；9. 髂内动脉；10. 左髂总静脉；11. 臀中肌；12. 臀大肌；13. 第 5 腰椎间盘；14. 第 1 骶椎体；15. 竖脊肌；16. 髂后上棘；17. 右髂总静脉；18. 髂骨翼；19. 腰大肌；20. 髂肌；21. 盲肠；22. 回肠；23. 腹横肌；24. 腹内斜肌；25. 右睾丸动、静脉；26. 右髂外动脉；27. 右输尿管；28. 肠系膜

2. 经第3骶椎下份的横断层

断层特征： 降结肠和骶髂关节消失，直肠、骶丛和梨状肌上孔断面出现。

关键结构： 回肠、乙状结肠、直肠、梨状肌、骶丛、臀上血管。

断面解析： 由第3骶椎下份构成小骨盆后壁，在椎体之间的骶后孔内可见脂肪组织及第3骶神经。盆侧壁的髂骨已不完整，骶骨与髂骨之间有梨状肌从盆腔内穿出，梨状肌前方有骶丛；梨状肌与髂骨体之间为梨状肌上孔，内有臀上神经和血管穿出。盆腔内的肠管前为回肠、空肠和肠系膜，后方为乙状结肠和直肠。盆壁内侧结构由前向后有：股神经、髂外血管、闭孔神经、输尿管、髂内血管、骶丛等（同上一断层）（图 5-2）。

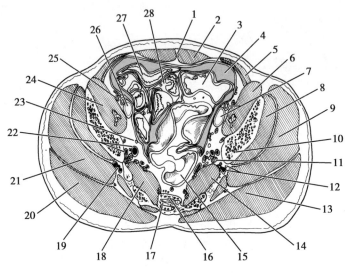

图 5-2 经第 3 骶椎下份的横断层

1. 白线；2. 腹直肌；3. 乙状结肠；4. 腹膜腔；5. 腹内斜肌；6. 髂腰肌；7. 左髂外动、静脉；8. 臀小肌；9. 臀中肌；10. 髂骨体；11. 骶丛；12. 臀上动、静脉、神经；13. 臀大肌；14. 梨状肌；15. 直肠；16. 第3骶椎；17. 第4骶神经；18. 梨状肌；19. 臀上动、静脉；20. 臀大肌；21. 臀中肌；22. 右髂内动、静脉；23. 右输尿管；24. 髂腰肌；25. 股神经；26. 右髂外静脉；27. 回肠；28. 肠系膜

3. 经第1尾椎上份的横断层（经股骨头中份的横断层）

断层特征： 第 5 骶椎和髂骨体消失，耻骨体、坐骨体和股骨头及股骨大转子断面出现。

关键结构： 髋臼、股骨头、膀胱、直肠、输尿管、输精管。

断面解析： 断面两侧可见髋臼、股骨头和股骨头韧带。盆前壁由内侧向外侧排列着腹直肌、精索、股静脉、股动脉、股神经。盆侧壁的髋臼由两个三角形骨块组成，前为耻骨体，其伸向前内的突起为耻骨上支；后为坐骨体，其伸向后内的突起为坐骨棘。两三角形骨块借一薄的骨板相连，构成凹面向外侧的髋臼，与股骨头相关节。股骨头内侧可见股骨头韧带断面。髋臼内侧为闭孔内肌，该肌前缘可见闭孔血管和闭孔神经。髋臼后方的臀肌下间隙内有坐骨神经、臀下血管、臀下神经。盆腔内前方为膀胱，后方有直肠，两者之间是直肠膀胱陷凹。在膀胱底后方靠近中线处有输精管壶腹，其外侧是精囊，精囊前方、膀胱底后外侧为输尿管。髋臼前、后缘与股骨头中心的连线与两侧股骨头中心的连线之间的夹角分别为前、后髋臼断面角（acetabular sector angle），是临床上判断髋臼发育程度的重要依据。国内正常成年男性前髋臼断面角（AASA）正常值范围为 72.56°±5.61°，后髋臼断面角（PASA）为 100.62°±5.76°，成年女性 AASA 为 70.45°±7.79°，PASA 为 103.66°±7.22°（图 5-3）。

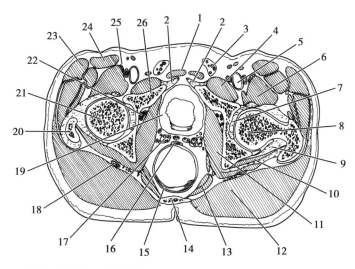

图 5-3 经第 1 尾椎上份的横断层（经股骨头中份的横断层）

1. 腹直肌；2. 耻骨上韧带；3. 精索；4. 耻骨肌；5. 股静脉；6. 髂腰肌；7. 股骨头韧带；8. 股骨头；9. 坐股韧带；10. 上孖肌；11. 闭孔内肌；12. 臀大肌；13. 肛提肌；14. 尾骨；15. 直肠；16. 输精管壶腹；17. 精囊；18. 坐骨神经；19. 膀胱；20. 股骨大转子；21. 股骨头；22. 闭孔神经及血管；23. 阔筋膜张肌；24. 缝匠肌；25. 股神经；26. 耻骨上支

4. 经耻骨联合中份的横断层

断层特征：膀胱体消失，前列腺、精囊、输精管壶腹和肛提肌的断面出现。

关键结构：耻骨联合、耻骨支、坐骨结节、闭孔内肌、闭孔外肌、前列腺、直肠、盆膈、坐骨肛门窝。

断面解析：盆腔由耻骨联合、闭孔内肌、肛提肌、尾骨及紧贴于其内的盆壁筋膜共同围成。耻骨联合位于盆腔前壁中央，其前外侧可见精索。耻骨与坐骨结节之间为闭孔，由闭孔膜封闭，其内、外侧分别为闭孔内、外肌所附着。在闭孔内肌内侧为肛提肌。盆腔内由前向后为前列腺底、输精管壶腹和精囊腺直肠。前列腺周围有前列腺静脉丛，在前列腺断面上，前部有尿道前列腺部通过，后部可见射精管穿行。盆腔后部为直肠，在直肠两侧，肛提肌、闭孔内肌和臀大肌之间为坐骨肛门窝，其内充满脂肪组织，窝的外侧壁上可见行于阴部管内的阴部内血管和阴部神经。在 CT 图像上，坐骨肛门窝表现为坐骨结节、肛管和臀大肌所围成的三角形低密度区域（图 5-4）。

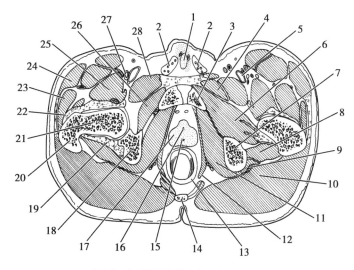

图 5-4 经耻骨联合中份的横断层

1. 阴茎海绵体；2. 精索；3. 耻骨下支；4. 短收肌；5. 股静脉；6. 闭孔外肌；7. 坐骨结节；8. 股方肌；9. 坐骨神经；10. 臀大肌；11. 闭孔内肌；12. 肛提肌；13. 直肠；14. 尾骨；15. 射精管；16. 尿道前列腺部；17. 前列腺；18. 坐骨；19. 坐股韧带；20. 大转子；21. 股骨颈；22. 髂股韧带；23. 股外侧肌；24. 阔筋膜张肌；25. 髂腰肌；26. 闭孔外肌；27. 股动脉；28. 耻骨肌

膀胱精囊角：膀胱后壁与精囊之间有一充满脂肪的三角区，称膀胱精囊角，常为一锐角，正常为 20°～40°，此角减小或消失对膀胱、精囊和前列腺肿瘤的诊断具有重要意义，常提示来自前列腺或膀胱的肿瘤已属晚期。

5. 男性盆部和会阴正中矢状断层

断层特征：男性盆腔正中矢状面由前向后排列着泌尿系统、生殖系统和消化系统的器官。

关键结构：膀胱、前列腺、精囊、输精管壶腹、直肠。

断面解析：断面前界为腹前壁与耻骨联合，后界为第 5 腰椎、骶骨和尾骨。在腹前壁后方为小肠及小肠系膜，小肠的后方是乙状结肠。盆腔内耻骨联合的后方为近似锥形的膀胱，其下方有前列腺，内有尿道的前列腺部通过；骶、尾骨的前方是乙状结肠和直肠，乙状结肠在第 3 骶椎的前方移行为直肠，直肠往下穿过盆膈移行为肛管，开口于肛三角。在膀胱与直肠之间、前列腺的后上方有精囊及输精管壶腹。前列腺下方是会阴深横肌和尿道膜部。耻骨联合的下方和前方，有阴茎海绵体、尿道海绵体、尿道及阴囊的断面（图 5-5）。

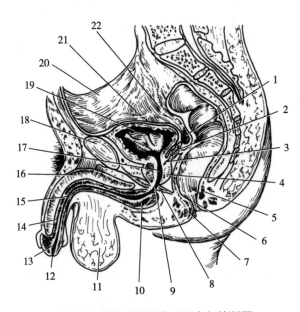

图 5-5 男性盆部和会阴正中矢状断层

1. 直肠膀胱陷凹；2. 精囊；3. 射精管；4. 前列腺；5. 肛门内括约肌；6. 肛门；7. 肛门外括约肌；8. 尿生殖膈；9. 尿道膜部；10. 尿道球；11. 阴囊中隔；12. 尿道外口；13. 舟状窝；14. 尿道海绵体；15. 尿道海绵体部；16. 阴茎海绵体；17. 尿道前列腺部；18. 耻骨联合；19. 膀胱；20. 壁腹膜；21. 输精管；22. 输尿管

二　女性盆部与会阴典型断层

1. 经子宫体的横断层

断层特征：输卵管消失，子宫体和骶管裂孔断面出现。

关键结构：乙状结肠、膀胱、子宫、卵巢、直肠。

断面解析：断面中央为卵圆形的子宫体，内有子宫腔。子宫体左前方有乙状结肠，右前方有回肠。子宫后方是直肠，其与子宫之间有直肠子宫陷凹。子宫周围有子宫静脉丛，两侧近盆侧壁处有卵巢的断面，卵巢内可见大小不等的卵泡。髂外血管在子宫断面的前外侧，紧贴髂腰肌（图 5-6）。

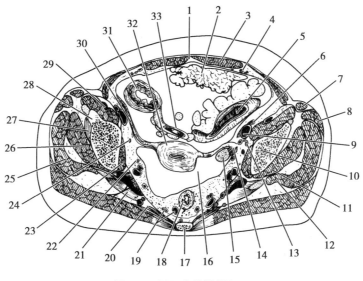

图 5-6 经子宫体的横断层

1. 白线; 2. 大网膜; 3. 腹直肌; 4. 腹壁下动脉; 5. 乙状结肠; 6. 髂外动脉; 7. 缝匠肌; 8. 阔筋膜张肌; 9. 髂外静脉; 10. 髂骨体; 11. 臀小肌; 12. 臀中肌; 13. 左输尿管; 14. 输卵管伞; 15. 卵巢; 16. 直肠子宫陷凹; 17. 尾骨; 18. 直肠; 19. 直肠血管; 20. 骶棘韧带; 21. 骶结节韧带; 22. 右输尿管; 23. 闭孔内肌; 24. 闭孔神经; 25. 臀中肌; 26. 臀小肌; 27. 髂股韧带; 28. 髂前下棘; 29. 股神经; 30. 子宫圆韧带; 31. 盲肠; 32. 子宫体; 33. 阑尾

2. 经子宫颈阴道部上份的横断层

断层特征: 子宫颈阴道上部消失,子宫颈阴道部及半环状的阴道后穹出现。

关键结构: 膀胱、子宫颈、阴道后穹、直肠、直肠子宫陷凹、子宫阴道静脉丛。

断面解析: 盆腔内结构由前向后有膀胱、子宫颈阴道部和直肠;两侧可见输尿管和子宫阴道静脉丛的断面。子宫颈阴道部中央有不规则的子宫颈管,其后方可见弧形裂隙状的阴道后穹。活体上,阴道后穹内常有液体积存,在 CT 和 MRI 图像上容易辨认子宫颈和阴道后壁(图 5-7)。

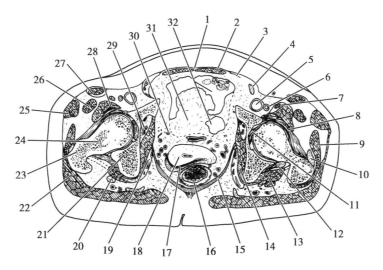

图 5-7 经子宫颈阴道部上份的横断层

1. 腹白线; 2. 腹直肌; 3. 腹股沟管; 4. 子宫圆韧带; 5. 股静脉; 6. 股动脉; 7. 股神经; 8. 髂股韧带; 9. 臀中肌; 10. 臀小肌腱; 11. 股骨头韧带; 12. 坐股韧带; 13. 下孖肌; 14. 闭孔内肌; 15. 肛提肌; 16. 直肠; 17. 阴道后穹; 18. 子宫颈阴道部上份; 19. 阴部管; 20. 坐骨神经; 21. 坐骨体; 22. 臀大肌; 23. 股骨大转子; 24. 股骨颈; 25. 阔筋膜张肌; 26. 股直肌; 27. 缝匠肌; 28. 髂腰肌; 29. 闭孔血管; 30. 右输尿管; 31. 膀胱壁; 32. 腹膜腔

3. 女性盆部会阴正中矢状断层

断层特征：女性盆腔正中矢状面由前向后可见膀胱、子宫和直肠等器官。

关键结构：膀胱、尿道、子宫、阴道、直肠和肛管等。

断面解析：断面前界为腹前壁与耻骨联合，后界为第 5 腰椎、骶骨和尾骨。断面上部的结构与男性相似，在腹前壁后方为小肠及小肠系膜，小肠的后方是乙状结肠。盆腔内耻骨联合的后方为近似锥形的膀胱，其下方为尿道。尿道开口于阴道前庭的前部，阴道口的前上方。膀胱后方为子宫，其底、体、颈各部均可见。子宫颈阴道部突入阴道内，其与阴道壁之间的间隙为阴道穹。阴道位于子宫颈下方，尿道与直肠、肛管之间，呈裂隙状，下端开口于阴道前庭后部。骶、尾骨的前方是乙状结肠和直肠，乙状结肠在第 3 骶椎的前方移行为直肠，直肠往下穿过盆膈移行为肛管，开口于肛三角。直肠上部向后凸，形成直肠骶曲，下部向前凸，形成会阴曲。在肛管的周围有肛门内、外括约肌（图 5-8）。

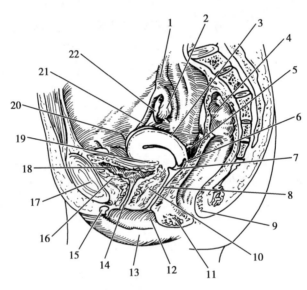

图 5-8 女性盆部会阴正中矢状切

1. 卵巢悬韧带；2. 输卵管伞；3. 子宫；4. 直肠；5. 直肠子宫陷凹；6. 阴道后穹；7. 子宫颈；8. 阴道；9. 肛门内括约肌；10. 尿道阴道隔；11. 肛门外括约肌；12. 小阴唇；13. 大阴唇；14. 尿道；15. 阴蒂头；16. 耻骨后隙；17. 耻骨联合；18. 膀胱；19. 膀胱子宫陷凹；20. 子宫圆韧带；21. 输卵管；22. 卵巢

第四节　盆部与会阴断层解剖复习思考题

一　单项选择题

（在 5 个备选答案中选出一个最正确的答案，多选少选均不得分）

1. 前列腺的毗邻，正确的是
   A. 尖部与膀胱底、精囊和输精管壶腹相接触
   B. 前方与膀胱相毗邻
   C. 前方有前列腺提肌绕过
   D. 精囊将其与膀胱分开

  E. 位于膀胱颈与尿生殖膈之间

2. 男性盆腔内的器官由前向后正确的排列顺序是

  A. 膀胱、直肠、精囊   B. 直肠、精囊、膀胱

  C. 膀胱、精囊、直肠   D. 精囊、膀胱、直肠

  E. 直肠、膀胱、精囊

3. 输精管壶腹位于

  A. 前列腺的前方   B. 膀胱的上方   C. 精囊的内上方

  D. 精囊的外侧   E. 尿道球腺的后方

4. 女性盆腔内器官由前向后，正确的是

  A. 膀胱、直肠、子宫   B. 直肠、子宫、膀胱

  C. 膀胱、子宫、直肠   D. 子宫、膀胱、直肠

  E. 直肠、膀胱、子宫

5. 关于子宫的毗邻，正确的是

  A. 子宫颈阴道部借膀胱阴道隔与膀胱相邻

  B. 子宫颈和阴道穹后部隔直肠子宫陷凹与直肠毗邻

  C. 子宫颈阴道上部借尿道阴道隔与尿道相邻

  D. 子宫体两侧有子宫主韧带

  E. 子宫颈两侧有输卵管和子宫动脉

6. 关于坐骨肛门窝的境界，正确的是

  A. 内侧壁仅由肛门外括约肌构成

  B. 外侧壁为臀大肌下缘和骶结节韧带

  C. 前壁为闭孔内肌

  D. 窝尖由盆膈下筋膜和闭孔筋膜汇合而成

  E. 底由臀大肌组成

7. 第 1 骶椎横断层上不包括的结构是

  A. 回肠   B. 小肠系膜   C. 乙状结肠   D. 盲肠   E. 直肠

8. 骶丛和坐骨神经在横断层面上定位的标志性结构是

  A. 闭孔内肌   B. 闭孔外肌   C. 髂骨   D. 梨状肌   E. 骶骨

9. 经前列腺横断层面上没有的结构是

  A. 尿道   B. 输精管   C. 射精管

  D. 前列腺静脉丛   E. 直肠静脉丛

10. 在坐骨肛门窝横断层面上无

  A. 尾骨肌   B. 臀大肌   C. 坐骨大孔   D. 闭孔内肌   E. 肛提肌

11. 在横断层面上，子宫最先出现的是

  A. 子宫底   B. 子宫颈阴道上部   C. 子宫颈阴道部

  D. 子宫体   E. 子宫峡

12. 在横断层面上，阴道穹最先出现的是

  A. 阴道后穹   B. 阴道左穹   C. 阴道前穹   D. 阴道右穹   E. 阴道左、右穹

13. 在女性盆部会阴正中矢状断面上，不出现的结构是

  A. 阴道穹   B. 直肠   C. 膀胱   D. 卵巢   E. 子宫

14. 在影像诊断时识别卵巢的标志性结构是

    A. 输卵管   B. 输尿管

    C. 髂内、外血管   D. 子宫   E. 骶丛

15. 在阴茎横断层面上的结构不包括

    A. 白膜   B. 尿道海绵体   C. 阴茎海绵体

    D. 精囊   E. 尿道

16. 显示前列腺的最佳层面是

    A. 经第 1 骶椎的横断层   B. 经第 3 骶椎的横断层

    C. 经耻骨联合中份的横断层   D. 经耻骨联合下缘的横断层

    E. 经第 5 骶椎的横断层

17. 在髋臼上缘与耻骨联合上缘之间横断层主要显示的是

    A. 子宫底   B. 子宫体   C. 子宫角

    D. 子宫颈   E. 卵巢

18. 子宫颈阴道部上份的横断层的最主要是特征是

    A. 子宫颈呈圆形或卵圆形,内部有圆形的腔

    B. 子宫内有长条形的裂隙

    C. 子宫颈后方有半环形的裂隙

    D. 子宫颈周围有环形的裂隙

    E. 子宫颈位于盆腔中部,内部无明显的腔隙

19. 关于子宫的影像特征,错误的是

    A. CT 图像上,子宫体呈椭圆形的软组织影

    B. T_1WI 呈均匀稍低信号

    C. T_2WI 呈分层表现

    D. T_2WI 子宫腔呈低信号,结合带高信号

    E. T_2WI 子宫肌层为中等信号

20. 前列腺的影像特征,错误的是

    A. CT 图像上呈均匀的软组织影   B. T_1WI 前列腺各部呈均匀低信号

    C. T_2WI 可显示各解剖带区   D. T_2WI 周围带呈高信号

    E. T_2WI 移行带呈高信号

二 多项选择题

(不定项选择题,每个题目的 5 个备选答案中有 2 个及以上正确答案,将所有正确答案选出,多选少选均不得分)

1. 参与盆膈构成的结构是

    A. 肛提肌   B. 尾骨肌   C. 盆膈上筋膜

    D. 盆膈下筋膜   E. 会阴深横肌

2. 盆筋膜包括

    A. 盆壁筋膜   B. 臀大肌筋膜   C. 盆膈筋膜

    D. 盆脏筋膜   E. 浅会阴筋膜

3. 女性盆腔器官排列中位于中列的是

 A. 膀胱   B. 子宫   C. 阴道   D. 卵巢   E. 直肠

4. 男性盆部器官排列在前列的是

 A. 膀胱   B. 精囊   C. 前列腺 D. 输精管壶腹 E. 肛管

5. 在盆部会阴的横断层上参与构成坐骨肛门窝边界的是

 A. 肛提肌 B. 闭孔内肌 C. 闭孔外肌 D. 臀大肌 E. 缝匠肌

三　填图题

 1. 经过股骨头的男性盆部横断层

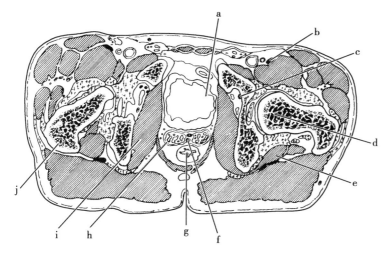

a. _____ b. _____

c. _____ d. _____

e. _____ f. _____

g. _____ h. _____

i. _____ j. _____

 2. 女性盆部横断层

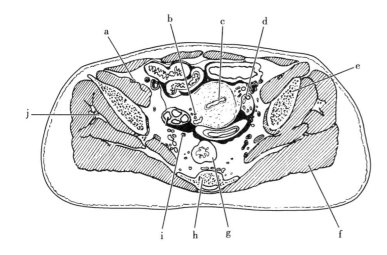

a. _____ b. _____

c. _____ d. _____

e. _____ f. _____

g. _____ h. _____

i. _____ j. _____

四　名词解释

 1. 膀胱精囊角（vesicoseminal angle）

 2. 直肠后隙（retrorectal space）

 3. 阴道穹（fornix of vagina）

4．坐骨肛门窝（ischioanal fossa）

5．阴部管（pudendal canal）

五　问答题

1．简述前列腺的 McNeal 分区法。

2．简述男性盆部会阴在横断层面上的分段及结构配布。

3．简述子宫在横断层面上的位置、形态及分部。

（邹智荣，王统彩，陈峡，陈海燕）

第六章　脊柱区断层解剖

第一节　概　述

一　脊柱区境界

脊柱区上界为枕外隆凸和上项线，下端至尾骨尖，两侧自上而下分别为斜方肌前缘、三角肌后缘上份、腋后线、髂嵴后份，以及髂后上棘与尾骨尖的连线。根据其部位可分为项区、背区、腰区和骶尾区。

二　体表重要的标志性结构

1. **第 7 颈椎棘突**　较长，是计数椎骨的重要标志。

2. **肩胛冈（spine of scapula）**　是肩胛骨背面中、上部的横向骨嵴，两侧肩胛冈内侧端的连线平对第 3 胸椎棘突，肩胛冈外侧端为肩峰，是肩部最高点，与锁骨外侧端相连。

3. **肩胛骨下角（inferior angle of scapula）**　平对第 7 肋或第 7 肋间隙，两侧肩胛骨下角的连线平对第 7 胸椎棘突，是计数肋和椎骨的标志。

4. **髂嵴（iliac crest）**　是髂骨翼的上缘，经两侧髂嵴最高点的连线平对第 4 腰椎棘突。男性第 5 腰椎多位于髂嵴最高点水平线以下，而女性第 5 腰椎全部或其上半部位于髂嵴最高点水平线以上。

5. **髂后上棘（posterior superior iliac spine）**　是髂嵴后端的突起，经两侧髂后上棘的连线平对第 2 骶椎棘突以及硬膜囊和终池的下端。

6. **骶管裂孔及骶角**　骶管裂孔位于第 5 骶椎的后方，其两侧的骶角是骶管麻醉时进针的定位标志。

第二节　脊柱区应用解剖

一　椎骨的形态

（一）椎骨的数目和区分

颈椎 7 块，胸椎 12 块，腰椎 5 块，骶椎 5 块（成年后融合成 1 块骶骨），尾椎 3 ~ 4 块（成年后融合成 1 块尾骨）。

（二）典型椎骨的形态特征

一体一弓一个孔，七个突起两切迹。

一体：椎体，位于椎骨的前部，呈矮柱状，后面较凹，参与椎管构成。一弓：椎弓，位于椎体的后方，后部呈板状称椎弓板；前部变细与椎体相接，称椎弓根。椎弓与椎体围成椎孔。椎弓根上缘与下缘的切迹分别称为椎上切迹及椎下切迹。由椎弓向上伸出一对上关节突，向下伸出一对下关节突，向两侧伸出一对横突，向后下伸出一个细长的棘突。

（三）各部椎骨的主要特征

1. **颈椎**　除第 1、2、7 颈椎形态特殊外，其余 4 个颈椎的形态基本相似。椎体呈椭圆形，横径大于前后径，椎体两侧缘有向上的突起，称椎体钩。横突除第 1、7 颈椎较长外，其余的都宽而短，横突根部有横突孔，供椎、动静脉通过，横突上面横突孔后方有脊神经沟，供脊神经通过。椎弓根较短，与矢状面成 45° 角，从椎体向后外方伸出，与上、下关节突相连接。上、下关节突关节面近似水平位。椎弓板长而窄，除第 7 颈椎棘突长而不分叉外，第 2 ~ 6 颈椎棘突均呈分叉状。椎孔多呈三角形。第 1 颈椎呈环形，称寰椎；第 2 颈椎向上伸出指状突起（齿突），称为枢椎；第 7 颈椎棘突特长，称为隆椎。

2. **胸椎**　椎体呈心形，前后径略大于左右径，前面凸，后面凹。因与肋骨相接，故椎体后缘两侧上部和下部均有肋凹，横突的前方有横突肋凹。棘突细长，呈叠瓦状。由于脊柱胸曲凸向后，故在经椎间盘上或下份的横断层内可同时出现两个椎骨椎体的断面，上位椎体的在椎间盘之前，下位椎体的则在椎间盘之后。

3. **腰椎**　椎体较大，横断面呈肾形或椭圆形，横径大于前后径。椎体前面较凸，后面略凹，但随着年龄的增长后面逐渐变平。椎弓根宽大，椎弓板短宽而厚。棘突呈板状，水平位后伸，关节突则较粗大。第 3 腰椎的横突最长，第 1、5 腰椎的横突最短。

4. **骶骨**　由 5 块骶椎融合而成，呈三角形，有一尖、一底、两面、三缘。底朝上，与第 5 腰椎相接，底中部向前的突起称为岬；尖向下与尾骨相接；前面较凹，有四条横线，其两端有 4 对骶前孔，与骶管相通。后面凸凹不平，正中有骶正中嵴，其外侧有 4 对骶后孔。骶骨的两侧有耳状面与髂骨的耳状面构成骶髂关节。骶骨内从上到下有骶管，属椎管的一部分，骶管的下端开口位于第 4、5 骶椎后面，称骶管裂孔。裂孔两侧有向下的骨性突起称骶角，是重要的体表标志。

5. **尾骨**　自上而下逐渐缩小，其形态由横椭圆形逐渐变为圆形。第 1 尾椎上部的横径明显大于骶骨尖，这一形态特点是区分骶、尾骨的重要标志。

二　椎骨的连结

（一）概况

椎骨的连结，既有直接连结（如纤维连结、软骨连结和骨性结合）也有间接连结。椎体之间的连结有：前、后纵韧带，纤维软骨联合（椎间盘），骨性结合（骶、尾骨）。椎弓之间的连结有：棘上韧带，棘间韧带，黄韧带，横突间韧带，关节突关节。（记忆口诀：三长三短椎间盘，骨性、关节不要忘）

（二）椎体之间的骨连结

1. 椎间盘（intervertebral disc）

（1）结构：由纤维环、髓核、Sharpey 纤维及透明软骨终板构成。纤维环：由多层纤维软骨按同心状排列而成，其前部较厚，并有前纵韧带加强，后部正中有后纵韧带加强，后外侧部最为薄弱，受强烈外力时，髓核易从此处脱出。髓核：为富有弹性的冻胶状物质，由软骨基质和胶原纤维构成。透明软骨终板位于椎间盘的上、下两面，与椎体直接接触。Sharpey 纤维位于纤维环周围，纤维呈斜向相互交叉，并伸入到上下方的骨组织内，与骨组织结合紧密。主要由胶原纤维构成，无软骨基质。

（2）各部椎间盘的特点

颈椎间盘：较厚，前缘高度为后缘的 2~3 倍。椎间盘高度与相邻椎骨高度的比约为 1:3。

胸椎间盘：较薄，椎间盘高度与相邻椎骨高度的比约为 1:5。第 2~6 胸椎间盘更薄。因肋头位于椎间盘的平面，故肋头是横断面上显示胸椎间盘的重要解剖标志。

腰椎间盘：最厚，椎间盘高度与相邻椎骨高度的比约为 1:2。在正中矢状切面上犹如横置的花瓶。

（3）猫头鹰眼征（owl's eyes appearance）：腰椎间盘后部透明软骨终板可向椎体的上、下表面突出形成不规则的隆起，因此，在经腰椎体上、下缘的横断层内，可在椎体的后部出现两个圆形的椎间盘断面，Ramirez 称此现象为"猫头鹰眼征"。

（4）椎间盘的功能：承受压力，吸收震荡，减缓冲击，保护脑组织。

2. 前、后纵韧带

（1）前纵韧带：位于椎体前方，上起枕骨大孔，下至 S_1、S_2 前方。

（2）后纵韧带：位于椎体后方，从 C_2 后的覆膜至骶管裂孔。

（三）椎弓之间的骨连结

1. **棘上韧带**　连于棘突末端后面，在颈部增厚，形成项韧带。

2. **棘间韧带**　位于棘突之间，前方和后方分别与黄韧带及棘上韧带相连。

3. **黄韧带**　位于椎弓板之间，参与构成椎管后壁构成，横断面上呈开口向前的"V"形。

4. **关节突关节**　位于上、下关节突之间，属于微动关节，但多个关节同时运动时，运动幅度很大。

5. **钩椎关节（luschka 关节）**　由第 3~7 颈椎体上面侧缘的椎体钩与上位椎体下面的唇缘构成的关节，有稳定颈椎的作用。

（四）脊柱（vertebral column）

1. 构成及整体观　由 24 块椎骨、骶骨、尾骨及它们之间的骨连结构成。前面观可见椎体从上到下逐渐增大，至第 2 骶椎处最大，往下迅速缩小。侧面观有 4 个生理弯曲，颈曲、腰曲凸向前，胸曲、骶曲凸向后。侧方的椎间孔亦呈现与 4 个弯曲一致的曲线。后面观：棘突在一直线上。

2. 椎管

（1）形态

颈部：接近枕骨大孔处近似圆形。向下呈三角形，左右径大于前后径。第 1 颈椎水平前后径为 16～27 mm，第 2 颈椎以下前后径为 12～21 mm，颈部椎管前后径小于 12 mm 应考虑椎管狭窄。

胸部：大致呈圆形，直径 10～15 mm。

腰部：上部（$L_{1～2}$ 水平）呈卵圆形，中部（$L_{3～4}$ 水平）呈三角形，下部（L_5 水平）呈"三叶草"形。CT 检查时测量其前后径，正常值为 15～25 mm。

（2）侧隐窝（lateral recess）：为椎弓根内侧，椎管最狭窄的部位，其前壁为椎体的后外侧面，后壁为上关节突和黄韧带，外侧壁为椎弓根的内侧面，内侧以上关节突前内缘为界，向下外续于椎间孔。腰椎侧隐窝较明显，尤其在第 5 腰椎，内有腰神经通过。侧隐窝正常矢状径为 3～5 mm，若小于 3 mm 视为狭窄。

3. 脊髓及其被膜　脊髓表面有三层被膜，从外向内依次为硬脊膜、蛛网膜和软脊膜。硬脊膜周围与椎管壁之间有硬脊膜外隙，内有椎内静脉丛、脊神经根及脂肪组织；蛛网膜与软脊膜之间为蛛网膜下隙，内有脑脊液，蛛网膜下隙在脊髓圆锥以下扩大形成终池。硬脊膜囊和终池下端达第 2 骶椎水平（髂后上棘水平）。

4. 椎间孔及神经根

（1）椎间孔（intervertebral foramen）：由上位椎骨的椎下切迹与下位椎骨的椎上切迹围成，其前界为椎间盘及相邻椎体的后外侧面，后界为关节突关节，内有脊神经根和血管通过。由于椎间孔具有一定的长度，故也称为椎间管（intervertebral canal）。

（2）UTAC：是由颈椎椎体钩、横突和关节突组成的一个复合体，称椎体钩、横突、关节突复合体（unco-transverso-articular complex，UTAC），它是颈椎的关键部位，有颈神经根和椎动、静脉通过，且与脊髓距离较近。因此，UTAC 任何部分的病变均可引起严重的神经和血管的压迫症状。

（3）腰神经通道：是指腰神经根从离开硬膜囊起至椎间管外口所经过的一条骨纤维性管道，可分为神经根管和椎间管两段。神经根管（canal of nervous root）是腰神经根从硬膜囊穿出至椎间管内口之间的通道。有 4 个狭窄的部位，即盘黄间隙、上关节突旁沟、侧隐窝和椎弓根下沟。盘黄间隙为椎间盘与黄韧带之间的间隙。此间隙在椎间管内口处较小，椎间盘突出或黄韧带肥厚可导致盘黄间隙狭窄，压迫腰神经引起腰腿痛。

第三节 脊柱区典型断层解析

一 脊柱区颈部断层解剖

（一）脊柱区颈部横断层

1. 经第 3 颈椎体的横断层

断层特点：椎体、横突、横突孔都出现（图 6-1）。

关键结构：椎体、横突、横突孔、椎管、脊髓。

断面解析：椎体位于层面中央，其两侧的横突上有横突孔，内有椎动、静脉。椎体前外侧有头长肌、颈长肌和斜角肌的起始部。椎体后方有较细小的椎弓根连接后方宽厚的椎弓板，围成三角形的椎孔。椎弓板的前方可见开口向前呈"V"形的黄韧带。棘突末端有项韧带附着。在椎管中部偏后有脊髓，其周围的蛛网膜下隙及硬脊膜外隙内有脊神经根通过。

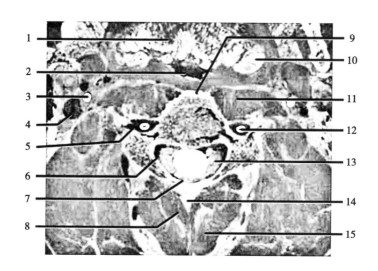

图 6-1 经第 3 颈椎体的横断层

1.舌扁桃体；2.口咽部；3.颈内动脉；4.颈内静脉；5.横突孔；6.硬膜外隙；7.黄韧带；8.多裂肌；
9.前纵韧带；10.腭扁桃体；11.颈长肌；12.椎动、静脉；13.蛛网膜下隙；14.棘突；15.颈半棘肌

2. 经第 3 颈椎间盘的横断层

断层特点：椎间盘、椎体钩和椎间管的断面都出现（图 6-2）。

关键结构：椎体、横突、横突孔、椎管、脊髓。

断面解析：椎间盘位于层面中央，其两侧为椎体钩的断面，椎体钩的外侧可见椎动、静脉；后外侧为椎间孔，内有颈神经通过。椎间孔后方为上、下关节突及其间的关节突关节，关节在横断层上呈冠状位。椎弓板位于椎管的后方，其前方有黄韧带，后方是粗大而且分叉的棘突，连接项韧带。椎管呈三角形，前外侧延续为椎间管，脊髓位于椎管的后部。

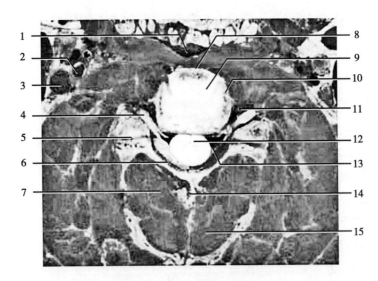

图6-2 经第3颈椎间盘的横断层

1. 口咽部；2. 颈内动脉；3. 颈内静脉；4. 第4颈神经；5. 关节突关节；6. 黄韧带；7. 多裂肌；8. 前纵
韧带；9. 第3颈椎间盘；10. 椎体钩；11. 椎动脉；12. 脊髓；13. 蛛网膜下隙；14. 棘突；15. 颈半棘肌

3. 脊柱区颈部正中矢状断层

断层特点：椎体、椎间盘、椎管及脊髓的断面同时出现（图6-3）。

关键结构：椎体、椎间盘、椎管。

断面解析：脊柱颈段凸向前，形成颈曲。颈椎体呈长方形，自上而下逐渐增大，位置与脊柱颈曲相适应。寰椎可见前、后弓形成的圆形断面，枢椎椎体向上伸出齿突，与寰椎前弓后面的齿突凹及寰椎横韧带构成寰枢正中关节。椎间盘较厚，前缘高度是后缘的2~3倍。椎间盘高度与相邻椎骨高度的比约为1:3。椎管和脊髓的弯曲与脊柱颈曲一致，脊髓位于硬膜囊中央，上端在枕骨大孔处接延髓，平第5~6颈椎体处脊髓出现颈膨大。枢椎棘突较粗大，第7颈椎棘突长而厚，其余颈椎棘突短，斜向后下，从上到下逐渐增大。

4. 脊柱区颈部旁正中矢状断层

断层特点：椎间孔及关节突关节的断面出现（图6-4）。

关键结构：椎体、椎间孔、脊神经根等。

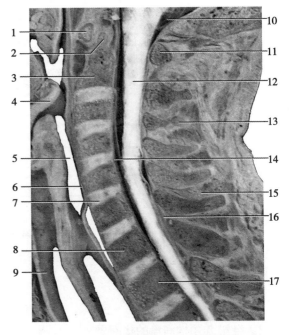

图6-3 脊柱颈部正中矢状断层

1. 寰椎前弓；2. 枢椎齿突；3. 枢椎椎体；4. 会厌；5. 喉咽部；6. 前纵韧带；7. 椎间盘；8. 第7颈椎；9. 气管；10. 小脑延髓池；11. 寰椎后弓；12. 脊髓；13. 棘突；14. 后纵韧带；15. 棘间韧带；16. 黄韧带；17. 第1胸椎体

断面解析：椎间孔位于椎体和椎间盘后方，呈鸡心形，其前界是椎体、椎间盘和下位椎骨的椎体钩，后界是上、下关节突和关节突关节，上界为椎下切迹，下界是椎上切迹。椎间孔被纤维隔分成上、下两部，上部有血管和脂肪组织，下部容纳颈神经根。

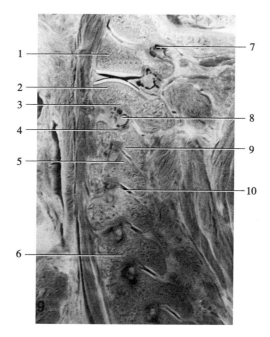

图 6-4　脊柱颈部旁正中矢状断层

1.寰椎侧块；2.枢椎；3.椎下切迹；4.椎上切迹；5.上关节突；6.椎弓根；7.椎动脉；8.椎间孔及脊神经；9.下关节突；10.椎间关节

（二）脊柱区胸部断层解剖

1. 经第 8 胸椎上份的横断层

断层特点： 可见胸椎体、肋、肋头关节的断面（图 6-5）。

关键结构： 胸椎体、肋、肋头关节、椎管和脊髓。

断面解析： 第 8 胸椎体位于层面的中央，呈心形。椎体前方有奇静脉、食管和胸主动脉断面。椎体后外侧可见肋头关节及肋横突关节。椎体后方有"V"形的椎弓板，椎弓板的后方连接细长的棘突。椎体和椎弓板围成椎孔。椎孔近似圆形，直径 14 ~ 15 mm。脊髓断面呈椭圆形，

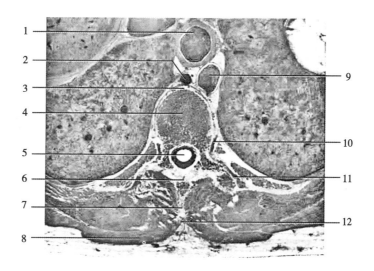

图 6-5　经第 8 胸椎上份的横断层

1.食管；2.奇静脉；3.前纵韧带；4.第 8 胸椎体；5.脊髓；6.椎弓板；7.棘突；8.斜方肌；9.胸主动脉；10.肋头关节；11.肋横突关节；12.棘上韧带

位于椎管的前部。在硬脊膜外隙的后部存在着大量的脂肪组织，CT 图像上，在脂肪组织的衬托下，容易显示椎管内结构。

2. 脊柱区胸部正中矢状断层

断层特点：脊柱胸段、椎管、脊髓等结构出现（图 6-6）。

关键结构：椎体、椎间盘、椎管及其内的脊髓及其被膜。

断面解析：断面上可见胸椎椎体、椎间盘、椎管及其内的脊髓及其被膜。脊柱胸段向后凸形成胸曲。胸椎体略呈长方形，从上往下逐步增大；椎间盘较薄，呈长方形，前后缘高度相似。椎间盘高度与相邻椎骨高度的比约为 1:5。脊髓位于椎管内、硬膜囊前部，在第 12 胸椎处形成腰骶膨大，往下迅速缩小形成脊髓圆锥。棘突细长，排列成叠瓦状，其间有棘间韧带，棘间韧带向前、向后分别与黄韧带及棘上韧带相连。

（三）脊柱区腰部断层解剖

1. 经第 3 腰椎上份的横断层

断层特点：椎体、椎弓根和椎弓板连成环形（图 6-7）。

关键结构：椎体、椎孔。

断面解析：椎体呈肾形，位于层面中央，其前方有下腔静脉和腹主动脉。椎体后部近中线处有树枝状的椎体静脉。椎体后方由椎弓根连接椎弓板围成三角形的椎管，其外侧较狭窄的部位为侧隐窝，内有腰神经根穿过。椎弓板前方有黄韧带参与椎管后壁构成。椎管内蛛网膜下隙膨大形成终池，内有终丝和马尾。

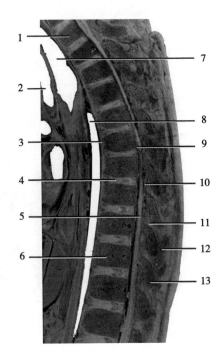

图 6-6 脊柱区胸部正中矢状断层

1. 第 1 胸椎体；2. 气管；3. 前纵韧带；4. 椎间盘；5. 脊髓；6. 第 10 胸椎体；7. 食管；8. 胸主动脉；9. 后纵韧带；10. 黄韧带；11. 棘间韧带；12. 棘上韧带；13. 第 10 胸椎棘突

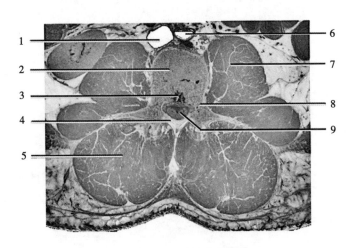

图 6-7 经第 3 腰椎上份的横断层

1. 下腔静脉；2. 椎体；3. 椎体静脉；4. 椎弓板；5. 竖脊肌；6. 腹主动脉；7. 腰大肌；8. 椎弓根；9. 马尾

2. 经第3腰椎体下份的横断层

断层特点：椎体、椎间孔断面出现，椎管近似三角形（图6-8）。

关键结构：椎体、椎管、椎间孔、关节突关节。

断面解析：椎体呈肾形，位于层面中央，其前方有下腔静脉和腹主动脉。椎体两侧可见腰大肌及其外侧的右肾下极。椎管呈三角形，其两侧狭窄处为侧隐窝，向外侧连椎间孔。椎管内有硬脊膜囊及终池，终池内有马尾。椎弓板前方有开口向前呈"V"形的黄韧带，参与椎管后壁的构成。黄韧带两侧可见关节突关节，关节略呈弧形，近似矢状位。

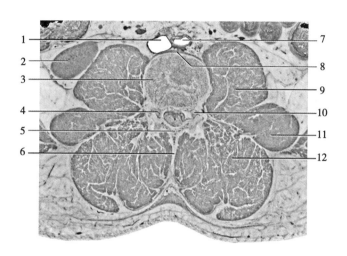

图6-8　经第3腰椎体下份的横断层

1.下腔静脉；2.右肾下极；3.第3腰椎；4.椎间孔；5.椎弓板；6.棘突；7.腹主动脉；8.前纵韧带；9.腰大肌；10.第3腰神经；11.腰方肌；12.竖脊肌

3. 脊柱区腰、骶部正中矢状断层

断层特点：椎体、椎间盘、椎管、马尾等结构同时出现（图6-9）。

关键结构：椎体、椎间盘、椎管及其内容物。

断面解析：脊柱腰曲凸向前，腰椎体呈长方形，第1、2腰椎体的前高小于后高，第3腰椎体的前、后高大致相等，第4、5腰椎体的前高大于后高。棘突较短，呈板状，水平向后伸。腰椎间盘较厚，并且自上而下逐渐增加，髓核位于中部偏后，断面上呈横置的花瓶状。椎间盘的前高大于后高，中后部可向椎体上、下面膨出，前、后缘略超出椎体的前、后缘。在MRI图像上，正常成人椎间盘的厚度为8～15 mm。腰椎间盘突出多发生于第4腰椎间盘或腰、骶椎间盘。

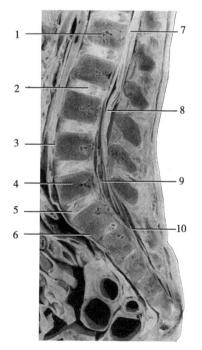

图6-9　脊柱区腰、骶部正中矢状断层

1.第1腰椎体；2.第2腰椎间盘；3.前纵韧带；4.第5腰椎；5.L5/S1椎间盘；6.第1骶椎；7.脊髓圆锥；8.马尾；9.终池；10.骶管

4. 脊柱区腰、骶部旁正中矢状断层

断层特点：椎管及其内容物消失，椎间孔

断面出现（图6-10）。

关键结构：椎体、椎间盘、椎间孔、脊神经根等。

断面解析：断面前部为椎体与椎间盘，中部是椎间孔，后部为强大的竖脊肌。椎体与椎间盘断面较正中矢状面上小，椎体向后借椎弓根连接椎弓板。相邻椎弓板之间有黄韧带相连。椎弓根上、下方是椎间孔。椎间孔呈圆形或者卵圆形，其前界是椎体和椎间盘，后界是关节突关节和黄韧带，上界为上位椎骨的椎下切迹，下界为下位椎骨的椎上切迹。椎间孔被分为上、下两部分，腰神经根从其上部通过。腰神经根圆而致密，左右对称，一侧腰神经根向后移位是腰椎间盘突出的重要征象。

（四）脊柱区骶、尾部断层解剖

1. 经第1骶椎间盘的横断层

断层特点：第1、2骶椎及第1骶椎间盘、骶髂关节的断面出现（图6-11）。

关键结构：第1、2骶椎，骶椎间盘，骶髂关节，骶管，骶前孔及骶神经。

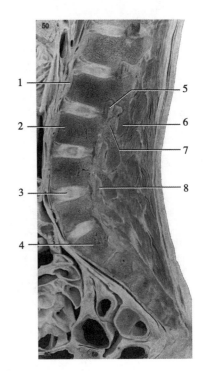

图6-10 脊柱区腰、骶部旁正中矢状断层

1.前纵韧带；2.第3腰椎体；3.第4腰椎间盘；4.第1骶椎；5.椎间孔及脊神经；6.下关节突；7.上关节突；8.黄韧带

断面解析：第1骶椎间盘位于断面中部，其前方是第1骶椎体，后方是第2骶椎，第1骶椎间盘两侧有圆形的骶前孔，内有第1骶神经前支穿出。第2骶椎体的后方是三角形的骶管，内有骶神经根和尾神经根下降。骶骨前方是盆腔内结构，后方是竖脊肌和臀大肌，两侧经骶髂关节与髂骨相连。

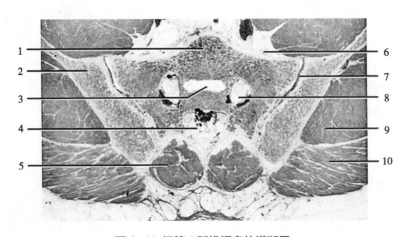

图6-11 经第1骶椎间盘的横断层

1.第1骶椎体；2.髂骨；3.第1骶椎间盘；4.骶管；5.竖脊肌；6.腰骶干；7.骶髂关节；8.第1骶神经前支；9.臀中肌；10.臀大肌

2. 经脊柱区骶尾部的正中矢状断层

断层特点：骶骨、尾骨、骶管等断面出现（见图 6-9）。

断层特点：骶椎、尾椎、骶管、终池和马尾等。

断面解析：5 块骶椎由退化的椎间盘相连，形成骶骨，前面较凹。与脊柱骶曲相适应，第 1 骶椎体前高大于后高，第 3、4 骶椎体前高小于后高。骶椎间盘自上而下逐渐缩小，是定位骶椎的重要标志。骶管位于骶椎体后方，上宽下窄，向上延续椎管腰部，向下多于第 4 骶椎平面终于骶管裂孔。骶管内硬脊膜囊明显缩小，位于骶管后部，其下端达第 2 骶椎平面，囊内有终池，池内有终丝、马尾和脑脊液。骶神经根在骶管内呈 "V" 形排列，自前向后依次计数，其断面也依次缩小。尾骨由 3~4 块尾椎融合而成，自上而下迅速变小。尾骨底与骶骨尖通过骶尾关节相连。

第四节　脊柱区断层解剖复习思考题

一　单项选择题

（在 5 个备选答案中选出一个最正确的答案，多选少选均不得分）

1. 在横断层面上，位于椎管后壁呈 "V" 形的韧带是
   A. 棘间韧带　　　B. 棘上韧带　　　C. 横突间韧带　　D. 黄韧带　　　E. 项韧带

2. 在横断层面上，"三叶草" 形的椎管常见于脊柱的
   A. 颈段　　　　　B. 胸段　　　　　C. 上腰段　　　　D. 下腰段　　　E. 骶段

3. 在横断面上呈椭圆形的椎体是
   A. 颈椎　　　　　B. 胸椎　　　　　C. 腰椎　　　　　D. 骶椎　　　　E. 尾椎

4. 显示颈神经根的最佳断面是
   A. 横断面　　　　B. 矢状断面　　　C. 冠状断面　　　D. 斜冠状面　　E. 斜矢状面

5. 在横断层上，显示胸椎间盘的标志结构是
   A. 肋横突关节　　B. 棘突　　　　　C. 肋头　　　　　D. 肋凹　　　　E. 肋头关节

6. 经髂后上棘的平面以下不出现
   A. 骶神经根　　　B. 尾神经根　　　C. 终丝　　　　　D. 终池　　　　E. 椎内静脉丛

7. 在脊柱颈段的正中矢状面上不显示
   A. 椎间孔　　　　B. 寰椎横韧带　　C. 寰枢正中关节
   D. 椎管　　　　　E. 寰椎后弓

8. 有乳突和副突的椎骨是
   A. 颈椎　　　　　B. 胸椎　　　　　C. 腰椎　　　　　D. 骶椎　　　　E. 尾椎

9. 经腰部椎间盘的横断层面不显示
   A. 侧隐窝　　　　B. 椎间孔　　　　C. 盘黄间隙　　　D. 关节突关节　E. 黄韧带

10. 椎间盘纤维软骨环周围的环形纤维是
    A. 髓核　　　　　B. 纤维环　　　　C. Sharpey 纤维　D. 前纵韧带　　E. 后纵韧带

二　多项选择题

（不定项选择题，每个题目的 5 个备选答案中有 2 个及以上正确答案，将所有正确答案选出，多选少选均不得分）

1. UTAC 是哪些结构组成的复合体

　　A. 椎体钩　　　B. 横突　　　C. 关节突　　　D. 椎间盘　　　E. 黄韧带

2. 神经根管狭窄腔隙包括

　　A. 侧隐窝　　　　　　　　B. 盘黄间隙　　　　　　　　C. 椎间管

　　D. 上突关节旁沟　　　　　E. 椎弓根下沟

3. 位于脊柱颈段旁正中矢状面上的结构有

　　A. 颈神经根　　　B. 脊髓　　　C. 椎间孔　　　D. 关节突关节　　E. 椎体

4. 关于椎管横断面的形态，正确的描述是

　　A. 下颈部椎管近似三角形　　　　B. 胸部椎管近似圆形

　　C. 第 1、2 腰椎平面多呈卵圆形　　D. 第 3、4 腰椎平面多呈三角形

　　E. 第 5 腰椎平面多呈"三叶草"形

5. 有关胸部椎管及其内容描述，正确的是

　　A. 胸部椎管近似三角形　　　　B. 硬脊膜囊呈圆形

　　C. 脊髓位于硬膜囊中央　　　　D. 硬膜外隙前部较窄

　　E. 硬膜外脂肪较少

三　填空题

1. 脊柱不同部位关节突关节的方位不同，颈椎近似 _____ 位，与冠状面约呈 _____ °角；胸椎呈 _____ 位；腰椎的关节突关节近似 _____ 位。

2. 椎管为前壁由 _____ 、_____ 和 _____ 构成，后壁有 _____ 、_____ 和 _____ ，侧壁为 _____ 和 _____ 。

3. UTAC 是由 _____ 、_____ 和 _____ 构成的一个复合体，它是颈椎的关键部位，与 _____ 和 _____ 关系密切，又与 _____ 相近。

4. 颈部的椎间孔被纤维隔孔分为上、下两格，上格内有 _____ 通过，下格内有 _____ 通过，其中 _____ 位于上方，_____ 居下方，常低于椎间盘。

5. 侧隐窝位于椎管腰段的两侧，其前壁为 _____ 的后外侧面，后壁是 _____ 和 _____ ，外侧壁为 _____ 的内侧面，内侧以 _____ 的前内缘为界。侧隐窝正常前后径为_____ mm，若小于 _____ mm 视为狭窄。若大于 _____ mm 则不可能是狭窄。

6. 腰椎管的形态依部位而异，在第 1、2 腰椎平面多呈 _____ 形，在第 3、4 腰椎平面多呈 _____ 形，在第 5 腰椎平面多呈 _____ 形。

四 名词解释

1. 椎间管（intervertebral canal）
2. 侧隐窝（lateral recess）
3. 盘黄间隙（discoflaval space）
4. 腰神经通道（canal of lumbar nerve）
5. 神经根管（canal of nervous root）
6. 钩椎关节（uncovertebral joint）
7. 骨纤维管（osseofibrous canal）
8. 骨纤维孔（osseofibrous foramen）
9. UTAC
10. 猫头鹰眼征

五 问答题

1. 简述各部椎间盘的特点。
2. 简述侧隐窝的位置、构成及其变化。
3. 简述神经根管的位置、构成及临床意义。
4. 简述腰椎间管的构成、特点及通过结构。

（吴江东，刘文国，朱丹青，龚志婷）

第七章　四肢断层解剖

第一节　概　述

一　四肢应用解剖概要

上肢和下肢是人体运动较大的部位，具有同源性及对称性。为与人类生产劳动相适应，上、下肢出现了肩、肘、腕、髋、膝、踝六大关节。这些关节是容易损伤和发生病变的部位，也是影像学诊断的常用部位。

上肢借肩部与颈部及胸部相连。上方以锁骨上缘外侧 1/3 及肩峰至第 7 颈椎棘突的连线的外侧半与颈部分界；内侧以三角肌前、后缘和腋前、后襞下缘中点的连线，与胸部为界。上肢包括肩部、臂部、肘部、前臂和手五部分。肩部又可再分为腋区、三角肌区及肩胛区。三角肌区为三角肌所在区域；肩胛区为肩胛骨后面区域；腋区是位于肩关节下方，上肢与胸侧壁上部之间的区域。臂部位于肩部与肘部之间，借肱骨内、外上髁的垂线可分为臂前区与臂后区。在臂部，深筋膜自内侧和外侧向深部发出内侧肌间隔和外侧肌间隔，附着于肱骨，形成前、后两个骨筋膜鞘。肘部位于臂与前臂之间，分为肘前区和肘后区。前臂位于肘部和手之间，以连接肱骨内、外上髁和尺、桡骨茎突的连线分为前臂前区和前臂后区。前臂深筋膜向深部发出肌间隔，分别连于尺、桡骨，与两块骨和前臂骨间膜共同形成前后两个骨筋膜鞘。手部分为腕、掌、指三部分。

肩关节由肱骨头和肩胛骨关节盂构成，是四肢运动最灵活的关节；肘关节由肱骨下端和尺、桡骨上端构成，包括肱桡关节、肱尺关节和桡尺近侧关节；腕关节由桡骨远侧的腕关节面及尺骨头下方的关节盘构成关节窝，以手舟骨、月骨和三角骨的近侧面构成关节头，是一个复杂的椭圆关节。上肢有许多结构从肩部开始往下，一直到手，如正中神经、尺神经和桡神经等，在走行过程中它们的位置发生了变化。特别是尺神经，在臂上部与正中神经一同起于肱二头肌内侧沟，在臂中部穿过内侧肌间隔到达臂后区，在肘部经过尺神经沟，到前臂走行于前骨筋膜鞘内，尺侧腕屈肌与指深屈肌之间，再经腕部到手掌。影像诊断时应注意各种重要结构在不同断面的位置变化。

下肢前部以腹股沟、髂嵴前部与腹部分界；外侧及后部以髂嵴后部、髂后上棘到尾骨尖的连线与腰部及骶尾部分界；内侧以腹股沟与会阴区分界。可分为臀部、股部、膝部、小腿、踝和足等部分。臀部为髋骨后外侧面近似方形的区域。股部前上方借腹股沟与腹部分界，后方以臀沟与臀部分界，内侧以腹股沟与会阴区分界；下界为经过髌骨底上方两横指处的环形线。股部深筋膜（阔筋膜）向深部分别发出内侧肌间隔、外侧肌间隔和后肌间隔，伸入肌群之间，附于股骨粗线，形成三个骨筋膜鞘，容纳股前、股后和股内侧三个肌群，因此股部也相应地分为前、后和内侧三个区。股前区和股内侧区常合称为股前内侧区。膝部于股部与小腿之间，为膝前区和膝后区。小腿介于膝部与踝部之间，小腿深筋膜自外侧向深部发出小腿前肌间隔和小腿后肌间隔，附着于腓骨的前、后缘，与胫、腓骨及小腿骨间膜共同围成三个骨筋膜鞘，容纳小腿肌前、后和外侧三个肌群，因此，小腿也相应地分为前、后和外侧三个区。踝区的上界为小腿的下界，即经内、外踝基部的环线，下界为经内、外踝尖向前的连线及经内、外踝尖向下的垂线，由经内、外踝尖的垂线将踝部分为踝前区与踝后区。踝部的前方为足部，以足的内、外侧缘分为足背和足底。

髋关节由髋臼与股骨头构成，是杵臼关节；膝关节由股骨内、外侧髁，胫骨内、外侧髁及髌骨后面构成，是全身最大最复杂的关节；踝关节由胫、腓骨远侧端与距骨构成，内外侧均有韧带加强，内侧韧带较强大，呈三角形，也称为三角韧带；外侧有距腓前、后韧带和跟腓韧带，但都比较细小。

二　四肢断层特点

1. **臂部断层解剖特点**　臂部深筋膜形成前、后骨筋膜鞘。前骨筋膜鞘内有喙肱肌、肱二头肌及肱肌，肱动、静脉，正中神经及尺神经上段。后骨筋膜鞘内有肱三头肌、桡神经及肱深血管、尺神经下段。因此臂部横断层观察重点是前、后骨筋膜鞘的内容物及其在不同横断层上的变化。

2. **肘部断层解剖特点**　肘部断面正中为肘关节，其周围有许多重要的神经、血管走行。因此在肘部断面上重点观察肘关节及其周围结构。正中神经走在肘关节前方、肱肌与肱二头肌内侧，向下穿过旋前圆肌两头之间；尺神经与尺侧返动、静脉走行于肱三头肌内侧、尺骨鹰嘴与肱骨内上髁之间的尺神经沟内。桡神经位于肱桡肌与肱肌之间，后方为旋后肌和桡骨环状韧带。三条神经分布于肘部不同位置，影像诊断时应特别注意。

3. **前臂断层解剖特点**　前臂深筋膜形成前、后两个骨筋膜鞘，分别容纳前臂前群及后群肌。前骨筋膜鞘内还有尺侧血管神经束，桡侧血管神经束和正中血管神经束。在横断层观察时应注意区分各血管神经。前臂近侧端肌肉连接紧密，较难分开，但远侧端肌腱可借周围的脂肪组织分开，易于识别。

4. **腕部断层解剖特点**　腕关节前后均有各种肌腱走行，浅、深肌腱紧密相连。腕管由腕骨沟与腕横韧带构成，有指浅屈肌腱、指深屈肌腱、拇长屈肌腱和正中神经穿过。手背各伸肌腱被6个肌腱鞘包裹，走行于手背的内侧、正中和外侧。从桡侧向尺侧为拇长展肌与拇短伸肌腱鞘，桡侧腕长、短伸肌腱鞘，拇长伸肌腱鞘，指伸肌、小指伸肌腱鞘和尺侧腕伸肌腱鞘。

5. **上肢神经在不同部位的位置变化**　神经为软组织，走行于骨骼与肌肉之间。支配上肢的肌皮神经、桡神经、正中神经和尺神经一同穿过腋筋膜到达臂部，肌皮神经从肱骨内侧走向前外侧，经肱二头肌深面走向肘窝外上方，改名为前臂外侧皮神经；正中神经从肱二头肌内侧沟下行至肘关节前方，再穿过旋前圆肌，行于前臂指浅、深层肌之间，穿过腕管的前外侧至手掌，分布于桡侧三个半手指；而桡神经从肱骨内上方，行向外下，经肱骨后面的桡神经沟，至肱桡肌起点下方分为浅支和深支；尺神经从肱骨内侧走行于肱二头肌内侧沟，至臂中部转向臂后区，在肘部绕过肱骨内上髁，走行于其后内侧的尺神经沟内，向下行于前臂的指浅深屈肌群之间的尺侧，在腕横韧带的尺侧表面穿过。

6. **股部断层解剖特点**

（1）上部：由前外向后内方向大致可分为4层，第1层为阔筋膜张肌、股直肌和缝匠肌；第2层为股外侧肌、股中间肌、髂腰肌、耻骨肌和长收肌；第3层为臀中肌、股骨、股方肌、大收肌及其后方的坐骨；第4层为臀大肌。股血管、股神经、股深血管行于1、2层之间；坐骨神经及其伴行结构位于3、4层之间。

（2）中部：阔筋膜伸入到各肌群之间形成3个肌间隔和骨筋膜鞘。前骨筋膜鞘内有股血管分支和隐神经；后骨筋膜鞘内有坐骨神经、股深血管；内侧骨筋膜鞘内有闭孔血管和神经，其表面有大隐静脉。

7. 膝部断层解剖特点　膝关节正中矢状断面，分上、下部；该断面恰好通过髁间窝和髁间隆起，断面上部可见髌股关节、髌上囊、翼状襞、髌下脂体；下部可见胫骨上端的髁间前窝、胫骨粗隆、前交叉韧带、后交叉韧带和髌韧带断面，在髌韧带的上下端可见髌前皮下囊和髌下深囊。髌骨后方的关节软骨的厚度与股骨、胫骨上端的关节软骨厚度比例是2∶1∶1。

膝关节的冠状断面以膝关节侧方正中线为基线。

8. 小腿横断层解剖特点

（1）小腿上部：固有筋膜形成前、后、外侧三个骨筋膜鞘。前骨筋膜鞘内有小腿前群肌和胫前血管、腓深神经。外侧骨筋膜鞘内有小腿外侧群肌和腓总神经。后骨筋膜鞘占据的面积最大，内有小腿后群肌、胫后血管和胫神经。

（2）小腿中部：前筋膜鞘面积增大，踇长屈肌开始出现。外侧筋膜鞘肌肉呈浅深配置。后鞘主要为小腿三头肌占据，胫神经、血管居于其深面。

第二节　四肢典型断层解析

1. 经肩关节下份的横断层

断层特点：显示肩关节及其周围的结构，肩胛骨表现为连续单一的骨块。

关键结构：肱骨头，关节盂，肱二头肌长头腱，腋动、静脉，臂丛。

断面解析：肱骨头与肩胛骨的关节盂形成肩关节，位于断面中部。其外侧有呈"C"形的三角肌，由前、外侧、后三个方向包裹肩关节。肱骨头外侧和前方分别有大结节和小结节。肩胛下肌和小圆肌分别从前方和后方越过肩关节中止于肱骨小结节和大结节。肱骨前面、小结节外侧有肱二头肌长头腱走行于结节间沟内。头静脉行于三角肌胸大肌间沟内。肩关节与胸外侧壁之间的三角形间隙为腋窝横断面，其前壁为胸大肌和胸小肌；后壁为肩胛下肌；内侧壁为前锯肌及胸廓；外侧壁为肱骨、喙肱肌及肱二头肌短头。腋窝内可见由锁骨下动、静脉延续而来的腋动、静脉，臂丛各束及腋淋巴结（图7-1）。

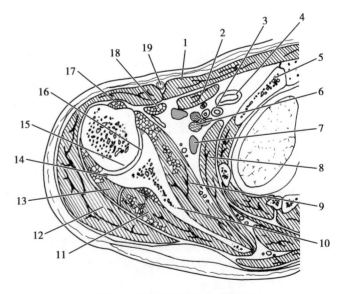

图7-1　经肩关节下份的横断层

1.胸大肌；2.胸小肌；3.腋动脉；4.腋静脉；5.第1肋；6.臂丛；7.腋淋巴结；8.前锯肌；9.肩胛下肌；10.肩胛骨；11.冈下肌；12.三角肌；13.小圆肌；14.盂唇；15.肱骨头；16.关节盂；17.肱二头肌长头腱；18.喙肱肌和肱二头肌短头；19.头静脉

2. 经臂中部的横断层

断层特点：断面中部偏外侧有肱骨的断面，臂肌被内、外侧肌间隔分为前群和后群。

关键结构：肱骨、肱二头肌、肱三头肌、桡神经、尺神经、正中神经、肱动脉和肱静脉。

断面解析：断面呈椭圆形或圆形。中部偏外侧有肱骨的断面，呈椭圆形或圆形，骨密质较厚。肱骨前面有肱二头肌和肱肌，二者之间有肌皮神经。肱骨后面有肱三头肌。肱三头肌与肱骨之间有肱骨肌管，内有桡神经和肱深血管。在肱二头肌和肱肌内侧的肱二头肌内侧沟内前部有正中神经、肱动脉和肱静脉，其后部有尺神经及伴行的尺侧上副血管（图 7-2）。

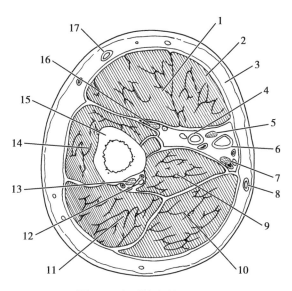

图 7-2 经臂中部的横断层

1.肱二头肌长头；2.肱二头肌短头；3.皮下组织；4.肱动脉；5.正中神经；6.肱静脉；7.尺神经；8.贵要静脉；9.肱三头肌内侧头；10.肱三头肌长头；11.肱三头肌外侧头；12.肱深动、静脉；13.桡神经；14.肱肌；15.肱骨；16.肌皮神经；17.头静脉

3. 经肘关节上份的横断层

断层特点：肱骨内上髁、肱骨外上髁、尺骨鹰嘴和肱尺关节的断面同时出现。

关键结构：肱骨内、外上髁，鹰嘴窝，尺骨鹰嘴，肱动、静脉，正中神经，桡神经，尺神经。

断面解析：肱骨下端呈长条形，位于断面中部，其内、外侧端分别为肱骨内上髁和肱骨外上髁，有尺侧副韧带和桡侧副韧带附着。肱骨后面的凹陷为鹰嘴窝，与后方的尺骨鹰嘴构成肱尺关节。尺骨鹰嘴的后面有肱三头肌腱附着，其浅面的扁窄间隙为鹰嘴皮下囊。肱骨内上髁后方与尺骨鹰嘴之间有尺神经及尺侧返动、静脉。尺骨鹰嘴的桡侧有肘肌。肱骨前方有肘窝，其内侧界为旋前圆肌，外侧界为肱桡肌，底为肱肌。肘窝内结构被肱二头肌腱分为两部分。肱二头肌腱的内侧有肱动脉、静脉和正中神经；肱二头肌腱外侧与肱桡肌之间有桡神经及桡侧返动、静脉；肱桡肌前内侧有前臂外侧皮神经（图 7-3）。

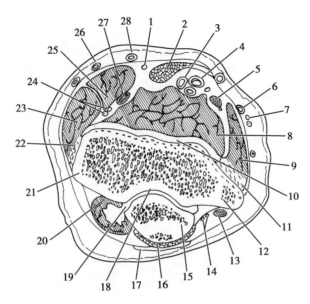

图 7-3 经肘关节上份的横断层

1.前臂外侧皮神经；2.肱二头肌腱；3.肱动脉；4.肱静脉；5.正中神经；6.贵要静脉；7.前臂内侧皮神经；8.肱肌；9.旋前圆肌；10.肘关节腔；11.尺侧副韧带；12.肱骨内上髁；13.尺神经；14.尺侧返动、静脉；15.尺骨鹰嘴；16.肱三头肌腱；17.鹰嘴皮下囊；18.肱骨滑车；19.肘关节腔；20.肘肌；21.肱骨外上髁；22.桡侧副韧带；23.桡侧腕长、短伸肌；24.桡侧返动、静脉；25.肱桡肌；26.头静脉；27.桡神经；28.肘正中静脉

4. 经肘关节下份的横断层

断层特点：经肘关节下部，断面后部显示桡骨头、尺骨鹰嘴和桡尺近侧关节。

断层特点：桡尺近侧关节、肱动脉、肱静脉、正中神经、尺神经和桡神经。

断面解析：此层面经肘关节远侧份。尺骨桡切迹与桡骨头环状关节面构成桡尺近侧关节，桡骨环状韧带环绕桡骨头附着于桡切迹的前、后缘。尺骨内侧及前部有指浅屈肌，后部有尺侧腕屈肌，两肌之间有尺神经、尺侧返动脉和尺侧返静脉。尺骨后面仍可见肱三头肌腱以及居其后内侧的指深屈肌和后外侧的肘肌和尺侧腕伸肌等。桡尺近侧关节的前方为肘窝，其内侧界为旋前圆肌，外侧界为肱桡肌、桡侧腕长伸肌和桡侧腕短伸肌，底为肱肌。在肘窝内，肱二头肌腱的内侧有肱动、静脉和正中神经；肱二头肌腱外侧、肱桡肌深面有桡神经浅支、深支及桡侧返动、静脉（图 7-4）。

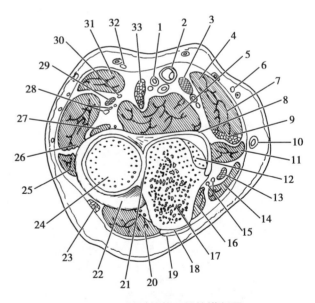

图 7-4 经肘关节下份的横断层

1.肱动脉；2.肱静脉；3.正中神经；4.旋前圆肌；5.肱肌；6.前臂内侧皮神经；7.桡侧腕屈肌；8.肘关节囊；9.掌长肌；10.贵要静脉；11.指浅屈肌；12.尺骨滑车切迹关节软骨；13.尺神经；14.尺侧腕屈肌；15.尺侧返动、静脉；16.指深屈肌；17.尺骨鹰嘴；18.肱三头肌腱；19.鹰嘴皮下囊；20.肘肌；21.尺骨桡切迹；22.桡骨环状韧带；23.尺侧腕伸肌和小指伸肌；24.桡骨头；25.指伸肌；26.桡侧腕长、短伸肌；27.旋后肌；28.桡侧返动、静脉；29.桡神经深支；30.桡神经浅支；31.肱桡肌；32.前臂外侧皮神经；33.肱二头肌腱

5. 经前臂中段的横断层

断层特点：断面略呈卵圆形，可见尺、桡骨、前臂前群肌、前臂后群肌及相应的血管和神经。

关键结构：尺骨、桡骨、正中神经、尺神经和桡神经、尺动脉和桡动脉（图7-5）。

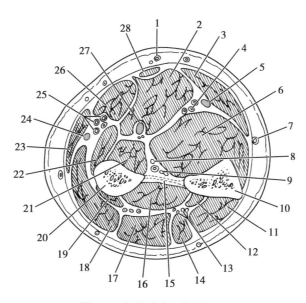

图7-5 经前臂中段的横断层

1.前臂正中静脉; 2.指浅屈肌; 3.尺侧腕屈肌; 4.尺动脉; 5.尺神经; 6.指深屈肌; 7.贵要静脉; 8.骨间前神经; 9.骨间前动脉; 10.尺骨; 11.尺侧腕伸肌; 12.拇长伸肌; 13.骨间后动脉; 14.小指伸肌; 15.前臂骨间膜; 16.拇长展肌; 17.指伸肌; 18.桡侧腕长、短伸肌; 19.旋后肌; 20.桡骨; 21.拇长屈肌; 22.旋前圆肌; 23.肱桡肌; 24.桡神经浅支; 25.桡动、静脉; 26.桡侧腕屈肌; 27.正中神经; 28.掌长肌

断面解析：此层面是前臂结构配布的典型切面。桡骨和尺骨平行排列，横断面均略呈三角形，两骨的相对缘（骨间缘）之间有前臂骨间膜相连。前臂前群肌位于骨间膜的前方，分浅、中、深三层，第一层从桡侧向尺侧有肱桡肌、桡侧腕屈肌、掌长肌和尺侧腕屈肌；第二层为指浅屈肌，第三层包括位于桡骨前外侧的旋前圆肌、前内侧的拇长屈肌以及尺骨前方的指深屈肌。前臂后群肌位于骨间膜的后方，分浅、深两层。浅层从桡侧向尺侧是桡侧腕长伸肌、桡侧腕短伸肌、指伸肌、小指伸肌和尺侧腕伸肌；深层从桡侧向尺侧为旋后肌、拇长展肌和拇长伸肌。分布至前臂前群肌的神经与血管伴行，形成四个血管神经束。肱桡肌与桡侧腕屈肌之间有桡侧血管神经束；尺侧腕屈肌深面，指浅、深屈肌之间为尺侧血管神经束；指深屈肌与拇长屈肌之间前部有正中血管神经束，后部有骨间前血管神经束。分布于前臂后群肌的血管神经在拇长展肌和小指伸肌之间形成骨间后血管神经束。

6. 经远侧列腕骨的横断层

断层特点：远侧列4块腕骨排成弧形，其掌侧为腕管及其内容物。

关键结构：远侧列腕骨、腕管及腕管内结构。

断面解析：层面上大多角骨、小多角骨、头状骨及钩骨排列成弧形，与其前方的腕横韧带围成腕管。腕骨背面可见前臂后群（伸）肌肌腱的断面。这些肌腱的排列顺序与经近侧列腕骨的横断层基本一致，但拇长伸肌腱斜行移位至桡侧腕长伸肌腱的桡侧。紧贴大多角骨内侧面可见桡侧腕屈肌腱。在大多角骨与钩骨之间腹侧有腕横韧带，其深面与腕骨沟之间为腕管，内有指浅、深屈肌腱及拇长屈肌腱，二者之间有正中神经。腕横韧带浅面尺侧有尺神经及尺动、静脉。钩骨与小指展肌之间的结构为豆钩韧带与豆掌韧带，它们均起自豌豆骨，向下分别止于钩骨钩及第5掌骨底。腕骨背侧从桡侧向尺侧依次为：拇长展肌腱、拇长伸肌腱、桡侧腕长伸肌腱、桡侧腕短伸肌腱、指伸肌腱和示指伸肌腱、小指伸肌腱以及尺侧腕伸肌腱（图7-6）。

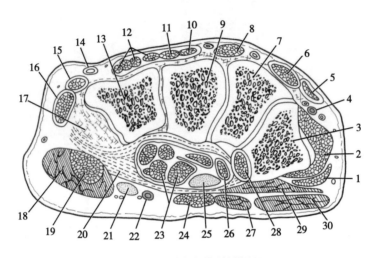

图7-6　经远侧列腕骨的横断层

1.拇短伸肌腱；2.拇长展肌腱；3.大多角骨；4.桡动脉；5.拇长伸肌腱；6.桡侧腕长伸肌腱；7.小多角骨；8.桡侧腕短伸肌腱；9.头状骨；10.指伸肌腱；11.示指伸肌腱；12.指伸肌腱；13.钩骨；14.贵要静脉；15.小指伸肌腱；16.尺侧腕伸肌腱；17.豆钩韧带和豆掌侧韧带；18.小指展肌；19.小指展肌；20.腕掌侧韧带；21.尺神经；22.尺动脉；23.指浅屈肌；24.掌长肌；25.正中神经；26.拇长屈肌腱；27.拇短屈肌腱；28.桡侧腕屈肌；29.拇对掌肌；30.拇短展肌

7.　经股骨头下份的横断层

断层特点：大转子、股骨颈、股骨头、髋臼切迹的断面均出现。

关键结构：髋关节、髋臼横韧带、股神经、股动脉、股静脉、闭孔神经及血管。

断面解析：此层面切及股骨头下份，股骨头、股骨颈和大转子连在一起，呈哑铃状。股骨头内侧与髋臼构成髋关节。髋臼前、后端有髋臼唇，股骨头内侧髋臼深部有髋臼切迹及连于其前、后缘的髋臼横韧带。关节囊的前壁外侧有髂股韧带，内侧有耻股韧带；后壁上有起自坐骨体、止于大转子根部的坐股韧带。髋骨内侧有起于闭孔周围骨面的闭孔内肌，肌的前外侧可见闭膜管及穿行其间的闭孔血管、神经。在断面前部，髋关节前方为髂腰肌和耻骨肌，其前面为股三角上部的横断面，内有股神经，股动、静脉和腹股沟深淋巴结（图7-7）。

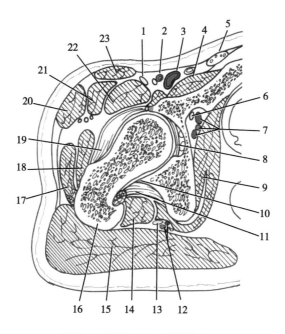

图 7-7 经股骨头下份的横断层

1. 股神经；2. 股动脉；3. 股静脉；4. 耻骨肌；5. 精索；6. 闭孔神经；7. 闭孔动、静脉；8. 股骨头韧带；
9. 闭孔内肌；10. 髋臼唇；11. 坐股韧带；12. 臀下动、静脉；13. 坐骨神经；14. 股方肌；15. 臀大肌；
16. 股骨大转子；17. 臀中肌；18. 臀小肌；19. 髂股韧带；20. 阔筋膜张肌；21. 股直肌；22. 髂腰肌；
23. 缝匠肌

8. 经大腿中份的横断层

断层特点：断面近似卵圆形，大腿深筋膜向深部形成的三个肌间隔附着于股骨形成前、后和内侧三个骨筋膜鞘。

关键结构：股骨、股四头肌、股神经、股动脉、股静脉、坐骨神经。

断面解析：此层面经腹股沟中点至髌骨上缘中点连线的中点。股骨居层面中央，近似圆形。后面稍突起为粗线，可见大腿深筋膜形成外侧肌间隔、内侧肌间隔和后肌间隔，它们伸入肌群之间而形成前、后和内侧 3 个骨筋膜鞘。内侧肌间隔中可见在收肌管内下行的股动、静脉和隐神经。在前骨筋膜鞘内有大腿前群肌；后骨筋膜鞘内有大腿后群肌，其深面可见坐骨神经和股深血管的穿支。内侧骨筋膜鞘内有大腿内侧群肌，在短收肌的前、后方分别有闭孔神经的前、后支。股内侧的浅筋膜内有大隐静脉（图 7-8）。

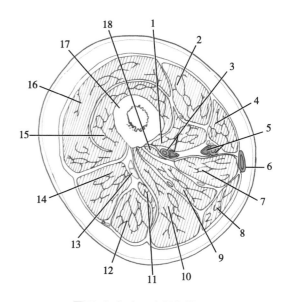

图 7-8 经大腿中份的横断层

1. 股内侧肌；2. 股直肌；3. 股深动、静脉；4. 缝匠肌；
5. 股动、静脉；6. 大隐静脉；7. 长收肌；8. 股薄肌；
9. 短收肌；10. 大收肌；11. 半膜肌；12. 半腱肌；13. 坐骨神经；14. 股二头肌；15. 股中间肌；16. 股外侧肌；
17. 股骨体；18. 耻骨肌

9. 经髌骨中份的横断层

断层特点：股骨内侧髁、股骨外侧髁、髌骨及腘窝的断面都出现。

关键结构：股骨、髌骨、股四头肌腱、胫神经、腓总神经、腘动脉、腘静脉。

断面解析：此层面以骨质结构为主。股骨内、外侧髁占据了断面中央的大部，其后面的凹陷为髁间窝；前方的凹陷为髌面，与髌骨后面构成髌股关节，两者之间可见狭窄的关节腔，髌骨和股骨两侧有翼状襞突向关节腔。股四头肌已变为肌腱附于髌骨前面。大腿后群肌变小，腓肠肌内、外侧头出现（内大外小），二头之间由浅入深可见胫神经、腘静脉和腘动脉，腓总神经位于后外方，腓肠肌外侧头和股二头肌内侧缘后部之间（图7-9）。

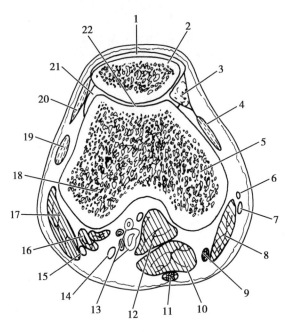

图7-9　经髌骨中份的横断层

1. 股四头肌腱；2. 髌骨；3. 翼状襞；4. 胫侧副韧带；5. 股骨内侧髁；6. 隐神经；7. 大隐静脉；8. 缝匠肌；9. 股薄肌腱；10. 半膜肌；11. 半腱肌腱；12. 腓肠肌内侧头；13. 腘动、静脉；14. 胫神经；15. 腓总神经；16. 腓肠肌外侧头；17. 股二头肌；18. 股骨外侧髁；19. 腓侧副韧带；20. 髌外侧支持带；21. 膝关节腔；22. 股骨髌面

10. 经髌骨正中线的矢状断层

断层特点：膝关节的典型断面，可见膝关节各主要结构。

关键结构：股骨、胫骨、髌骨、髌韧带、前交叉韧带、后交叉韧带。

断面解析：膝关节由股骨下端、胫骨上端及髌骨后面构成，位于断面的前部。髌骨后方的关节软骨与股骨、胫骨上端的关节软骨厚度之比约为2∶1∶1。股骨下端前方有髌骨，胫骨上端前部有胫骨粗隆，两者之间有髌韧带相连。髌韧带后方有可见髌下脂体和翼状襞。胫骨上端为髁间隆起，其前部有前交叉韧带附着，该韧带向后上方延续抵达股骨外侧髁的内侧面；后部有后交叉韧带远侧端附着。诊断膝交叉韧带病变，常用MRI矢状图像。髌骨上方股四头肌与股骨之间有髌上囊，此囊可与膝关节囊相通，向上可达髌骨底上方5 cm左右。关节后方为腘窝，内有胫神经、腘静脉、腘动脉及腘淋巴结（图7-10）。

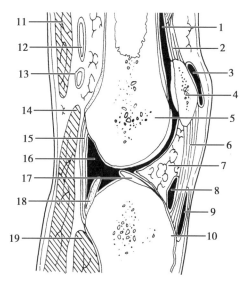

图 7-10　经髌骨正中线的矢状断层

1. 髌上囊; 2. 股四头肌腱; 3. 髌前皮下囊; 4. 髌骨; 5. 股骨下端; 6. 髌韧带; 7. 髌下脂体; 8. 髌下深囊; 9. 髌下皮下囊; 10. 胫骨粗隆; 11. 股二头肌; 12. 腘静脉; 13. 腘动脉; 14. 腓肠肌; 15. 膝关节囊; 16. 关节腔; 17. 前交叉韧带; 18. 后交叉韧带; 19. 腘肌

11. 经小腿中份的横断层

断层特点：胫骨，腓骨，小腿前群、外侧群和后群肌，胫前动、静脉，胫后动、静脉，胫神经，腓深神经，腓浅神经显示清楚。

关键结构：胫骨、腓骨、小腿的肌肉、血管及神经。

断面解析：断面前内侧为粗大、呈三角形的胫骨断面，后外侧有细小的腓骨断面。两骨之间有小腿骨间膜相连。由腓骨向前外侧及后外侧有小腿前肌间隔和后肌间隔。小腿深筋膜与胫骨、腓骨、小腿骨间膜、前肌间隔及后肌间隔共同围成前、后和外侧骨筋膜鞘。胫骨前肌、踇长伸肌和趾长伸肌位于前骨筋膜鞘中。胫前动、静脉及腓深神经在胫骨前肌与踇长伸肌、趾长伸肌之间，紧贴小腿骨间膜。后骨筋膜鞘中，浅层为小腿三头肌，其深面有胫后动、静脉及胫神经；腓骨内侧，踇长屈肌与胫骨后肌之间有腓动、静脉。外侧骨筋膜鞘内，腓骨长肌、腓骨短肌呈浅、深配布，腓骨长肌与趾长伸肌之间靠近前部有腓浅神经（图 7-11）。

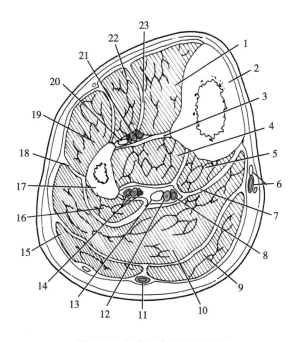

图 7-11　经小腿中份的横断层

1. 胫骨前肌; 2. 胫骨; 3. 小腿骨间膜; 4. 胫骨后肌; 5. 趾长屈肌; 6. 大隐静脉及隐神经; 7. 肌间隔; 8. 胫后静脉; 9. 腓肠肌内侧头; 10. 比目鱼肌; 11. 小隐静脉; 12. 胫后动脉; 13. 胫神经; 14. 腓动、静脉; 15. 腓肠肌外侧头; 16. 踇长屈肌; 17. 腓骨; 18. 后肌间隔; 19. 腓骨长、短肌; 20. 腓深神经; 21. 胫前动脉; 22. 趾长伸肌; 23. 前肌间隔

12. 经内踝尖上方的横断层

断层特点：断面显示内踝、外踝、距骨及距小腿关节。

关键结构：踝关节及其周围韧带、踝管、足背血管。

断面解析：层面经内踝尖端上方1 cm处，主要显示踝关节及其周围结构。距骨前宽后窄，位于层面中央，与内、外踝关节面构成踝关节。关节囊前内侧有三角韧带，外侧有距腓前、后韧带。距骨的前面从内侧向外侧有胫骨前肌腱、踇长伸肌腱和趾长伸肌腱，踇长伸肌腱和趾长伸肌腱之间有足背动、静脉及腓深神经。内踝后方与跟腱之间有踝管，从前至后依次排列着胫骨后肌腱、趾长屈肌腱、胫后血管、胫神经及踇长屈肌腱。外踝后方有腓骨长、短肌腱和腓肠神经（图7-12）。

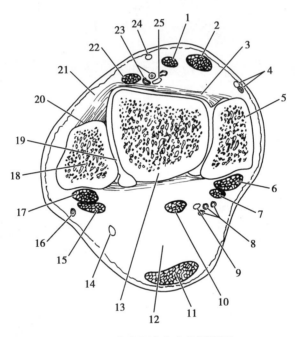

图7-12 经内踝尖上方的横断层

1. 踇长伸肌腱；2. 胫骨前肌腱；3. 内侧韧带；4. 隐神经及大隐静脉；5. 内踝；6. 胫骨后肌腱；7. 趾长屈肌腱；8. 胫后动、静脉；9. 胫神经；10. 踇长屈肌腱；11. 跟腱；12. 跟腱下疏松组织；13. 距骨；14. 腓肠神经；15. 腓骨短肌腱；16. 小隐静脉；17. 腓骨长肌腱；18. 外踝；19. 踝关节腔；20. 距腓前韧带；21. 皮下脂肪；22. 趾长伸肌腱；23. 足背动、静脉；24. 足背内侧皮神经；25. 腓深神经

第三节　四肢断层解剖复习思考题

一　单项选择题

（在5个备选答案中选出一个最正确的答案，多选少选均不得分）

1. 在臂上份的横断面上，正中神经排列在

　　A. 肱骨前方　　　　　　　　　　　B. 肱二头肌短头前方

  C. 肱三头肌前方   D. 喙肱肌内侧   E. 臂前正中

2. 在臂上份的横断面上，肱深动脉排列在肱骨的
  A. 后方   B. 内侧   C. 前方   D. 外侧   E. 都不是

3. 在臂中份的横断层上，桡神经排列在肱骨的
  A. 前方   B. 后方   C. 内侧   D. 外侧   E. 都不是

4. 在臂中份的横断层上，肱动脉位于
  A. 肱骨与肱三头肌之间   B. 肱二头肌与肱肌之间
  C. 肱三头肌与肱二头肌之间 D. 喙肱肌与肱肌之间
  E. 肱骨与肱肌之间

5. 在臂下份的横断层上，正中神经、尺神经、桡神经与肱骨的关系为
  A. 肱骨前方、内侧、前外侧 B. 肱骨后方、后内侧、前外侧
  C. 肱骨前方、外侧、前外侧 D. 肱骨外侧、内侧、前内侧
  E. 肱骨外侧、内侧、前外侧

6. 在肘关节上份（肱尺关节）横断层上，尺神经位于
  A. 肱骨前方   B. 肱骨内上髁后方与尺骨之间
  C. 肱骨内上髁前方   D. 肱肌外侧   E. 肱肌内前方

7. 在肘关节上份（肱尺关节）横断层上，旋前圆肌位于
  A. 肱骨外上髁前方   B. 尺骨前方
  C. 肱骨内上髁后方   D. 肱骨外上髁后方
  E. 肱骨内上髁前方

8. 在肘关节下份（桡尺近侧关节）横断层，肱肌在
  A. 桡骨前方   B. 尺骨前方   C. 桡尺骨之间
  D. 桡骨后方   E. 尺骨后方

9. 肘关节下份（桡尺关节近侧）横断层见不到
  A. 环状韧带   B. 肱二头肌腱   C. 桡侧副韧带
  D. 尺侧副韧带   E. 鹰嘴下滑囊

10. 在前臂上份横断层上，桡神经深支在
  A. 指深屈肌与指浅屈肌之间
  B. 肱二头肌腱与旋后肌之间
  C. 旋后肌与桡侧腕长、短伸肌之间
  D. 旋前圆肌与尺侧腕屈肌之间
  E. 指浅屈肌与肱桡肌之间

11. 在前臂中份横断层上，紧贴前臂骨间膜的肌肉是
  A. 指深屈肌与旋后肌   B. 拇长屈肌与尺侧腕伸肌
  C. 旋前圆肌与桡侧腕屈肌 D. 旋后肌与尺侧腕屈肌
  E. 拇长屈肌与指深屈肌

12. 前臂下份横断层紧贴旋前方肌的结构有
  A. 指深屈肌与拇长屈肌   B. 拇长屈肌与尺动脉
  C. 示指伸肌与指深屈肌   D. 桡侧腕屈肌与旋后肌
  E. 正中神经与桡动脉

13. 在近侧列腕骨的横断层上，紧贴月骨的是

    A. 正中神经与桡侧腕屈肌   B. 拇长屈肌与桡动脉

    C. 拇长展肌与桡神经   D. 桡侧腕屈肌与尺神经

    E. 指伸肌与指深屈肌

14. 在远侧列腕骨的横断层上，与大多角骨距离最远的是

    A. 正中神经   B. 拇长展肌腱   C. 拇长伸肌腱

    D. 桡侧腕短伸肌腱   E. 指伸肌腱

15. 在上肢各断面中，位置变化最大的是

    A. 肱动脉   B. 尺神经   C. 桡动脉   D. 正中神经   E. 尺动脉

16. 股部与会阴部的界线是

    A. 臀沟   B. 腹股沟   C. 股沟   D. 髂嵴   E. 臀裂

17. 在股上部横断层上，股动脉位于

    A. 第一层   B. 第二层   C. 第三层   D. 固有筋膜下   E. 缝匠肌下

18. 闭孔神经后支位于

    A. 长收肌与耻骨肌之间   B. 大收肌与耻骨肌之间

    C. 股薄肌与大收肌之间   D. 短收肌与大收肌之间

    E. 大收肌与长收肌之间

19. 股部后骨筋膜鞘内的结构不包括

    A. 股深动脉   B. 股二头肌   C. 坐骨神经   D. 半腱肌   E. 股深动脉穿支

20. 腘窝内位置最深的是

    A. 胫神经   B. 腘静脉   C. 腘动脉   D. 腓总神经   E. 腘肌

21. 膝关节正中矢状断面上看不见的结构是

    A. 半月板   B. 板股韧带   C. 交叉韧带   D. 髌下深囊   E. 髌上囊

22. 胫后血管位于

    A. 腓肠肌与胫骨后肌之间   B. 比目鱼肌与胫骨后肌之间

    C. 腓骨长短肌之间   D. 胫骨后肌与趾长屈肌之间

    E. 胫骨前后肌之间

23. 髌骨后方的关节软骨与股骨、胫骨上端的关节软骨之比大约是

    A. 2∶2∶3   B. 2∶1∶2   C. 2∶1∶1   D. 1∶2∶1   E. 1∶1∶2

24. 踝管内结构中无

    A. 胫后动脉   B. 胫骨后肌腱   C. 胫神经   D. 隐神经   E. 趾长屈肌

25. 踝关节前面经过的结构无

    A. 腓深神经   B. 腓浅神经   C. 隐神经   D. 胫神经   E. 腓肠神经

26. 跗横关节除了跟骰关节，还包括

    A. 距跟舟关节   B. 距跟关节   C. 楔骰关节   D. 楔骨间关节   E. 楔舟关节

27. 腓总神经在小腿位于

    A. 小腿内侧   B. 小腿后方

    C. 小腿前筋膜鞘内   D. 小腿后筋膜鞘内

    E. 小腿外侧筋膜鞘内

28. 髌上囊可到达髌骨底上方

  A. 2~3 cm B. 4~6 cm C. 6~7 cm D. 3~5 cm E. 0 cm

29. 与膝关节腔相通的滑膜囊是

  A. 髌前皮下囊 B. 髌后囊 C. 髌下囊 D. 髌上囊 E. 髌下深囊

30. 属于大腿上部第三层的结构是

  A. 长收肌 B. 短收肌 C. 股中间肌 D. 耻骨肌 E. 股二头肌

二　多项选择题

（不定项选择题，每个题目的 5 个备选答案中有 2 个及以上正确答案，将所有正确答案选出，多选少选均不得分）

1. 在臂中份的横断层，可见到

  A. 肱深动脉 B. 桡侧副动脉 C. 肱三头肌 D. 喙肱肌 E. 肱肌

2. 肘部下份（桡尺近侧关节）横断层可见到

  A. 桡神经深支 B. 桡骨头 C. 肱二头肌腱 D. 指深屈肌 E. 鹰嘴

3. 前臂中份横断层可见到

  A. 拇长展肌   B. 尺侧腕长伸肌   C. 骨间前动脉

  D. 肱桡肌   E. 肱肌

4. 在经远侧列腕骨的横断层上，腕管内可见到

  A. 指深屈肌腱 B. 尺神经 C. 正中神经 D. 指浅屈肌腱 E. 拇长屈肌腱

5. 上肢各断面中均可见到的结构有

  A. 肱动脉 B. 尺神经 C. 桡神经 D. 正中神经 E. 肌皮神经

6. 股内侧骨筋膜鞘的内容有

  A. 大收肌 B. 耻骨肌 C. 闭孔神经 D. 大隐静脉 E. 股方肌

7. 膝关节正中矢状断面上可见

  A. 股二头肌腱 B. 胫神经 C. 腓总神经 D. 腘动脉 E. 腘静脉

8. 小腿外侧骨筋膜鞘内有

  A. 腓深神经 B. 腓浅神经 C. 腓骨长肌 D. 腓骨短肌 E. 腓肠神经

9. 踝管内的结构有

  A. 胫骨后肌腱 B. 跟腱   C. 胫神经 D. 小隐静脉 E. 胫后动脉

10. 股部固有筋膜形成的肌间隔是

  A. 前肌间隔   B. 后肌间隔   C. 中肌间隔

  D. 内侧肌间隔   E. 外侧肌间隔

三　名词解释

1. 肱骨肌管

2. 尺神经管

3. 桡骨环状韧带

4. 腕管

5. 踝管

四　问答题

1. 肘关节下份的断面上神经的位置如何？
2. 手部远侧列腕骨与神经的关系如何？
3. 简述膝关节的断层影像显示方位。

（王勇，于鹏辉，许俊锋）

参考答案

头部断层解剖复习思考题参考答案

一、单项选择题

1. A	2. B	3. C	4. E	5. D	6. B	7. C	8. C	9. D	10. A
11. C	12. D	13. C	14. C	15. B	16. C	17. A	18. C	19. A	20. D
21. C	22. E	23. C	24. A	25. D	26. A	27. A	28. D	29. B	30. A
31. B	32. E	33. B	34. D	35. B	36. C	37. C	38. B	39. E	40. E
41. C	42. B	43. E	44. B	45. C	46. C	47. D	48. C	49. E	50. D
51. B	52. C	53. A	54. B	55. D					

二、多项选择题

1. BE	2. BD	3. BCDE	4. ABCDE	5. ABCD
6. ABCDE	7. ABDE	8. ACDE	9. ABC	10. DE

三、填空题

1. 额叶　顶叶　枕叶　颞叶　岛叶
2. 5
3. 眶部　三角部　岛盖部
4. 尾状核　豆状核　杏仁体　屏状核
5. 前角　中央部　下角　后角
6. 中央部　下角　后角　侧脑室三角区
7. 侧脑室
8. 外侧沟后支
9. 外囊　屏状核　最外囊　岛叶皮质
10. 扣带回峡　舌回　楔叶
11. 内囊膝　内囊后肢
12. 上矢状窦　直窦

四、名词解释

1. **Reid 基线**（**Reid's base line**）：即下眶耳线，也称为人类学基线，为眶下缘至外耳道中点的连线。头部断层标本多以此线为基线切锯。

2. **连合间线（intercommisural line）**：为经过前连合（anterior commissure, AC）后缘中点和后连合（posterior commissure, PC）前缘中点的连线，又称 AC-PC 线。脑立体定位手术和 X 刀、γ 刀治疗多以此线为准。

3. **髓突（medullary process）**：大脑半球的髓质除在其中央部形成集中区域外，还向皮质的脑回内伸出一些"菜花样"的突起，称为髓突。髓突常作为区分脑回的标志性结构。

4. **半卵圆中心（centrum semiovale）**：是胼胝体上方的横断层上大脑半球内呈半卵圆形的白质区，主要由胼胝体的辐射纤维和经内囊的投射纤维等组成，因横断层面上呈半卵圆形而得名。半卵圆中心在 CT 图像上呈低密度区，MRIT$_1$ 加权像上为高信号区。

5. **内囊（internal capsule）**：是位于背侧丘脑、尾状核与豆状核之间由上、下行纤维构成的宽厚白质板，横断层面上呈尖向内侧的"V"形，自前向后分为内囊前肢、内囊膝和内囊后肢三部分。内囊损伤可出现"三偏综合征"。

6. **禽距（calcar avis）**：是位于侧脑室后角内侧壁腹侧，由距状沟前部推顶皮质陷入侧脑室后角而形成的隆起。禽距是横断层上识别距状沟的标志。

7. **侧副隆起（collateral eminence）**：位于侧脑室下角底壁的外侧部，由侧副沟推顶皮质陷入侧脑室下角内形成的隆起结构。

8. **辐射冠（corona radiate）**：大脑内部大部分投射纤维呈辐射状投射至大脑皮质，称辐射冠。这些投射纤维在矢、冠状层面上形成的宽阔白质区。

9. **大脑动脉环（cerebral arterial circle）**：颈内动脉和椎–基底动脉的分支在大脑底部、蝶鞍上方环绕视交叉、灰结节和乳头体等形成一个动脉环，称大脑动脉环。大脑动脉环由前交通动脉和成对的大脑前动脉、颈内动脉末端、后交通动脉和大脑后动脉形成，对脑血液供应起调节和代偿作用。

10. **静脉角（venous angle）**：丘脑纹状体静脉与大脑内静脉连接处所形成的一个向后开放的锐角，其形态、位置较恒定，为室间孔和脑血管造影时的标志结构。

五、问答题

1. 在横断层上如何识别中央沟？

答：在横断层上可从以下几个方面识别中央沟：①沟的深度，中央沟较深，均自脑断面外缘约中份处向后内延伸，弯曲走行，在其前方和后方可见中央前沟、中央后沟与之伴行。②中央前、后回的厚度，一般中央前回厚于中央后回，中央前回处皮质厚度为 4 ~ 5 mm 左右。③沟的位置，以眦耳线为基线的横断层上，中央沟均位于半球外侧缘前 2/5 与后 3/5 交界处。④中央旁小叶，先通过位于大脑半球内侧面的扣带沟缘支辨认出中央旁小叶，再进一步辨认中央沟。⑤髓突，大脑白质的髓突有助于辨认中央沟。中央前回的髓突较粗大，中央后回的髓突较纤细。⑥沟的连续性，中央沟大部分（87%）为一不被中断的沟，在大脑半球外侧面走行约 8 ~ 10 cm。

2. 简述外侧沟在横断层上的识别方法。

答：在横断层面上，外侧沟可根据以下特征辨认：①岛叶皮质，在出现岛叶皮质颅脑横断层面上，与岛叶皮质垂直的脑沟即为外侧沟。②蝶骨大翼，在颅前、中窝交界处的颅侧壁上，伸向颅腔内的突起为蝶骨大翼的骨性断面，与该突起对应的脑沟则为外侧沟。在横断层上，外侧沟前方为额叶，外侧沟后方为颞叶，由前到后依次排列着颞上、中、下回。

3. 简述脑的血液供应特点。

答：脑的血液供应有以下特点：①两大来源，脑的动脉来自颈内动脉系和椎-基底动脉系，两者在脑底部吻合成 Willis 环。②自成体系，与硬脑膜及颅骨的血供无关，硬脑膜的血供主要来自颈外动脉（上颌动脉发出的脑膜中动脉）。③管壁较薄，脑动脉的管壁较薄，类似颅外同等大小的静脉。④行程弯曲，进入颅腔的动脉其行程均极度弯曲，是脑动脉无搏动的主要原因。⑤浅深不同，大脑的动脉分为皮质支（供应皮质和浅层髓质）和中央支（供应基底核、内囊及间脑），二者互不吻合。皮质动脉在软脑膜内形成丰富的吻合，在功能上可视为脑表面的"血液平衡池"。⑥区域差异，脑的不同部位血供不同，皮质的血供丰富，尤以视皮质丰富。⑦动静脉分离，脑的动脉和静脉多不伴行。⑧无静脉瓣，脑静脉和硬脑膜窦内无静脉瓣。⑨血脑屏障，脑毛细血管与神经元之间隔有血脑屏障，但在下列区域缺乏血脑屏障：松果体、下丘脑的正中隆起、垂体后叶、延髓极后区、后连合、终板和脉络丛等。⑩ 多有变异，脑血管的变异甚多，尤其脑底动脉环。

4. 简述颈内动脉的行程、分段和分支。

答：颈内动脉依据行程可分为颅外段和颅内段。①颅外段又称颈段，自颈总动脉分为颈内动脉和颈外动脉处至颅底，先行于颈外动脉的后外侧，后渐转向其后内侧，沿咽侧壁上行至颅底。②颅内段依据行程分为岩骨段、海绵窦段、膝段、床突上段和终段，各段依次相互移行和延续。岩骨段位于颞骨岩部的颈动脉管内，与咽鼓管和鼓室相邻，在穿过硬脑膜进入海绵窦时形成一个正常的环状狭窄。海绵窦段是颈内动脉穿经海绵窦沿颈动脉沟向前行的一段，此段的内侧紧贴蝶窦侧壁，外侧与展神经及动眼神经、滑车神经、眼神经、上颌神经相邻。膝段位于前床突附近，呈"C"形弯曲，眼动脉多自此处发出。床突上段位于前、后床突连线稍上方的蛛网膜下隙内，与海绵窦段的走行方向相反。终段是指颈内动脉参与形成 Willis 环的一段，后交通动脉、脉络丛前动脉、大脑前动脉和大脑中动脉均自此段发出。

5. 简述基底核区的动脉供应。

答：基底核区的动脉供应主要来自大脑动脉环及参与动脉环组成的血管的起始段发出的中央支，主要包括以下分支：

（1）内侧豆纹动脉：发自大脑前动脉的水平段（A_1），分布于壳、尾状核头、内囊前肢下部、下丘脑。

（2）外侧豆纹动脉：发自大脑中动脉的水平段（M_1），向上经豆状核的外侧面至豆状核上方转向内侧，跨越豆状核和内囊到达尾状核，分布于内囊前、后肢上部、纹状体上部。

（3）丘纹动脉：发自大脑后动脉的水平段（P_1），分布于内囊后肢前部、背侧丘脑和后丘脑。

（4）脉络丛前动脉：起自颈内动脉的后膝段（C_1）或大脑中动脉的水平段（M_1），分布于内囊膝和内囊后肢下部，主干分布于纹状体大部、杏仁体和下丘脑。

（5）脉络丛后动脉：起自大脑后动脉的纵向段（P_2 段），分布于背侧丘脑、后丘脑和松果体等。

（6）前、后交通动脉的穿支：分布于背侧丘脑和下丘脑等。

（朱建华，王婷）

颈部断层解剖复习思考题参考答案

一、单项选择题

1. D   2. C   3. B   4. E   5. D   6. D   7. B   8. E   9. D   10. B
11. C   12. A   13. E   14. D   15. E   16. B   17. E   18. E   19. C   20. A

二、多项选择题

1. ABCDE   2. ABDE   3. AC   4. ABD   5. CD

三、填空题

1. 项部　颈前区　胸锁乳突肌区　颈外侧区
2. 胸骨柄　第 1 胸椎　第 1 肋　前斜角肌
3. 颈总动脉　颈内静脉　迷走神经
4. 侧叶　峡部　锥状叶
5. 喉腔　舌骨下肌群　喉前庭
6. 声门下腔　咽后间隙　甲状腺侧叶　颈动脉鞘　胸锁乳突肌

四、名词解释

1. **会厌谷**：是位于舌根部与会厌之间的隐窝，居咽腔的前上部，由舌会厌正中襞将其分为左、右对称的两部分，两侧壁为咽会厌襞，是异物容易停留的部位。

2. **声门旁间隙**：又称喉旁间隙，包绕于喉室和喉小囊之外，其前方及两侧为甲状软骨，内侧是方形膜和弹性圆锥，后方为梨状隐窝的前面。

3. **颈动脉鞘**：由颈筋膜包绕颈总动脉或颈内动脉、颈内静脉和迷走神经颈段而形成筋膜鞘，上起自颅底，下达纵隔。

4. **危险间隙**：即椎前筋膜中间隙或第四间隙，位于两侧横突之间的翼状筋膜与椎前筋膜之间，含少量蜂窝组织，上起自颅底，下达膈，不与其他间隙相通。

5. **椎动脉三角**：由前斜角肌、颈长肌和锁骨下动脉围成，内有椎动脉、椎静脉、甲状腺下动脉、颈交感干和颈胸神经节等。

五、问答题

1. **试述颈部的境界和颈部结构的配布特点。**

答：（1）颈部境界：①颈部与头部的分界，为自下颌骨下缘、下颌角、乳突尖、上项线至枕外隆凸的连线；②颈部与胸部和上肢的分界，为自颈静脉切迹、胸锁关节、锁骨上缘、肩峰至第

7 颈椎棘突的连线。

（2）颈部结构的配布特点：①纵行排列结构，喉和其下的气管、咽和其下的食管以及脊柱颈段自前向后依次纵行排列于颈部正中。喉和气管的前方与两侧有甲状腺，颈部消化道和呼吸道的两侧有颈动脉鞘。②横行排列结构，有颈根部的锁骨下动、静脉和臂丛的根和干等。

2. 试述颈部的横断层解剖特点。

答：颈部的主要结构被颈筋膜所包裹，以椎前筋膜及咽后间隙为界分为前、后两部分。前部的中间为内脏格，两侧是血管格；后部是支持格，即脊柱区。①内脏格结构及其排列：主要有位于前部的喉及其下方的气管颈段，位于后部的咽及其下方食管颈段，以及包绕于喉和气管前外侧的甲状腺。②血管格结构及其排列：血管格左右对称，形成边缘整齐的颈动脉鞘。鞘内颈总动脉或颈内动脉位于内侧，颈内静脉位于外侧，迷走神经居于两者的后方。此外，在颈根部的横断层面上，血管格内还可见到胸膜顶和肺尖，以及向两侧延伸的锁骨下血管和臂丛等结构。③支持格结构及其排列：由脊柱颈段、椎前肌和斜角肌等构成，位于内脏格和血管格后方。

（杨吉平，李艳娇）

胸部断层解剖复习思考题参考答案

一、单项选择题

1. D	2. C	3. B	4. B	5. B	6. E	7. D	8. E	9. A	10. B
11. C	12. B	13. D	14. E	15. C	16. E	17. C	18. E	19. C	20. A
21. A	22. E	23. A	24. A	25. B	26. B	27. A	28. D	29. E	30. B
31. E	32. B	33. B	34. D	35. E					

二、多项选择题

1. ABCDE	2. ABCD	3. AC	4. AC	5. ADE
6. ACDE				

三、填空题

1. 胸腺层　静脉层　动脉层　气管层　食管层
2. 第 2、3 胸椎之间的椎间盘　第 3
3. 右侧第 1 肋胸结合处后方
4. 右肺根　右肺门
5. 左肺门　上纵隔　下纵隔
6. 左肺动脉　左肺上叶支气管
7. 主动脉弓下缘　右肺上叶支气管出现
8. 上段

四、名词解释

1. **血管前间隙**（prevascular space）：是位于胸骨柄后方，胸内筋膜和大血管之间的疏松结缔组织间隙。其前方以胸内筋膜与胸骨后间隙分隔，其两侧壁为胸膜前返折线，内有左头臂静脉和胸腺等。

2. **奇食隐窝**（azygoesophageal recess）：是奇静脉弓下方右侧纵隔胸膜伸入到食管与奇静脉之间形成的隐窝。右肺向该隐窝突入形成肺嵴，隐窝可越过中线至脊柱左侧，故左侧入路进行食管手术时应注意避免损伤奇食隐窝处的纵隔胸膜。

3. **心包上隐窝**（superior recess of pericardium）：是心包腔向上延伸围绕在主动脉弓周围的部分，可向上延伸至主动脉弓和头臂干起始处。影像学上常被误诊为肿大的淋巴结。

4. **支气管树**（bronchial tree）：气管在第 4 胸椎体下缘平面分为左、右主支气管，主支气管在肺门处分出肺叶支气管，肺叶支气管进入肺后再分出肺段支气管，肺段支气管再反复分支，越分越细。因此，支气管和它的各级分支呈树枝状，称支气管树。

5. **支气管肺段（bronchopulmonary segment）**：简称为肺段，是每一个肺段支气管及其分布区域肺组织的总称，呈尖向肺门、底向肺表面的圆锥形。一般右肺有 10 段，左肺有 8 段。肺段从形态和功能上都可以看在是独立的单位。

五、问答题

1. 简述胸骨角平面的标志性意义。

答：胸骨角是胸骨柄与胸骨体相交处向前的横行突起。胸骨角平面有以下标志意义：①胸骨角两侧平对第 2 肋，是计数肋的标志；②后方平对第 4 胸椎体下缘；③上、下纵隔的分界面；④主动脉弓起、止端所在平面；⑤气管杈出现平面；⑥左主支气管与食管相交处（食管第 2 狭窄处）；⑦胸导管由右转向左的部位；⑧奇静脉弓跨过右肺根的部位；⑨向后正好通过主动脉肺动脉窗平面。⑩肺动脉分叉处在此平面以下。

2. 简述主动脉肺动脉窗的位置、内容、交通和临床意义。

答：主动脉肺动脉窗是位于主动脉弓下方与左肺动脉上方之间疏松结缔组织区域，高 1～1.5 cm，右侧为气管和食管，左侧为左肺，内有动脉韧带（或动脉导管）、左喉返神经和淋巴结等。主动脉肺动脉窗的右侧与气管前间隙相通，左侧与血管前间隙相连。正常 CT 图像上不能见到淋巴结，有时可见条索状的动脉韧带穿过，是临床上诊断动脉导管未闭的最佳层面。

3. 简述胸部淋巴结的 IASLC 法。

答：胸部淋巴结的 IASLC 法是国际肺癌研究协会为调和 MD-ATS 图和 Naruke 图之间差异，提供解剖学上描述胸部淋巴结分区的准确依据，经过 10 年研究，于 2009 年形成了一个新的胸部淋巴结分区图谱，并被恶性肿瘤的 TNM 分类法第 7 版和第 8 版采用。

这种分区法将胸部淋巴结分为 7 个区，14 站，即锁骨上区、上纵隔区、主肺动脉区、隆嵴下区、下纵隔区、肺门及叶间淋巴结区和周围区，并使用"L"和"R"表示每一个站的左右侧。

锁骨上区包括第 1 站锁骨上淋巴结。上纵隔区包括第 2 站气管旁上淋巴结、第 3 站血管前气管后淋巴结和第 4 站为气管旁下淋巴结。主肺动脉区包括第 5 站为主动脉下淋巴结和第 6 站为主动脉旁淋巴结。隆嵴下区包括第 7 站为隆嵴下淋巴结。下纵隔区包括第 8 站为食管旁淋巴结和第 9 站为肺韧带淋巴结。肺门及肺间区包括第 10 站为肺门淋巴结和第 11 站为叶间淋巴结。周围区位于肺的周围，包括第 12 站为叶淋巴结、第 13 站为段淋巴结、第 14 站为亚段淋巴结。

根据最新版的 TNM 分期法，原发型肺癌无淋巴结受累时为 N0 期，肿瘤转移到同侧外周淋巴结或肺门淋巴结（第 10～14 站）为 N1 期，转移到同侧纵隔第 2～9 站则为 N2 期。N3 期表示淋巴转移累及同侧或对侧锁骨上区淋巴结（第 1 站），或者对侧任何纵隔的淋巴结、肺门淋巴结、叶间淋巴结和周围部淋巴结。

4. 简述横断层上肺段划分的标志性结构。

答：右肺上叶的尖段静脉下支为段间支，可区分尖段与前段。后段静脉的段间支恰经过上叶支气管分为前段支气管和后段支气管的夹角处，可区分尖段与后段；在尖段消失后的横断层面上，后段静脉的段间支可区分后段与前段。

右肺中叶的外侧段静脉段间支可区分外侧段与内侧段。

左肺上叶的尖后段静脉段间支可区分尖后段与前段；前段静脉下支为段间支，可区分前段与上舌段。上舌段静脉有穿行于上、下舌段支气管之间的段间支，可区分上舌段与下舌段。

　　左、右肺下叶上段静脉的内、外侧支为段间支，可区分上段与各底段。在各底段的上、下部层面上，以各底段支气管及伴行动脉之间的相对"乏血管区"作为分段标志。在各底段的中部层面上，右肺以底段上静脉区分前底段与外侧底段，底段下静脉区分外侧底段与后底段；右肺内侧底段靠近肺的纵隔面，以相对"乏血管区"与其他底段相区分。左肺以内侧前底段静脉区分内侧前底段与外侧底段，外侧底段静脉区分外侧底段与后底段。

（吴德野，荆永光）

腹部断层解剖复习思考题参考答案

一、单项选择题

1. B　　2. D　　3. D　　4. B　　5. C　　6. C　　7. C　　8. B　　9. A　　10. C
11. D　　12. A　　13. A　　14. D　　15. B　　16. B　　17. D　　18. C　　19. B　　20. A

二、多项选择题

1. BCD　　　　2. ABC　　　　3. BCE　　　　4. ABD　　　　5. BCDE

三、填空题

1. 肠系膜上静脉　脾静脉
2. 横部　角部　矢状部　囊部
3. 右肾内上缘　肝下面　下腔静脉
4. 脾
5. 肝右后叶下段　右前叶　右后叶
6. 肾上腺　肾血管　输尿管
7. 上前段　下前段　上段　下段　后段
8. 十二指肠降部　下腔静脉　肠系膜上动脉　肠系膜上静脉　下腔静脉
9. Glisson　肝静脉　两（左、右）　五　八　Ⅰ

四、名词解释

1. **Glisson 系统（Glisson system）**：肝门静脉、肝固有动脉和肝管自肝门出入，其在肝内的各级分支（属支）的走向和分布范围大体一致，并被结缔组织囊包裹共同形成 Glisson 系统。Glisson 系统分布于肝段内，是肝分叶、分段的基础。

2. **门腔间隙（portocaval space）**：是肝门静脉与下腔静脉之间的间隙，其上界是肝门静脉分叉处，下界是门静脉起始部。门腔间隙内自上而下为肝尾状突、网膜孔、门腔淋巴结、胰头的钩突等结构。

3. **腹膜后隙（retroperitoneal space）**：指腹后壁腹膜与腹内筋膜之间的间隙，上起自膈肌，下达骶岬，前外侧与腹前外侧壁的腹膜外脂肪相延续。内有肾、肾上腺、输尿管、胰等器官。

五、问答题

1. 试述肝段在肝表面的划分标志

答：肝段划分的标志是肝裂，主要的肝裂有：

（1）正中裂：内有肝中静脉走行，将肝分为左、右半肝，该裂在肝膈面为下腔静脉左壁至胆囊切迹中点的连线；在肝脏面，经胆囊窝中份，越横沟入腔静脉沟。将肝分为左半肝和右半肝。

（2）背裂：位于尾状叶前方，上起肝左、中、右静脉出肝处，下至肝门。将肝尾状叶与左内叶和右前叶分开。

（3）左叶间裂：内有左叶间静脉和肝门静脉左支矢状部走行，该裂在肝膈面为肝镰状韧带附着线左侧 1 cm 与下腔静脉左壁的连线；脏面为肝圆韧带裂和静脉韧带裂。左叶间裂分隔左内叶和左外叶。

（4）左段间裂：内有肝左静脉走行，该裂在肝膈面为下腔静脉左壁至肝左缘上、中 1/3 交点的连线，转至脏面止于横沟左侧端。此叶分隔左外叶上段和左外叶下段。

（5）右叶间裂：内有肝右静脉走行，该裂在肝膈面为下腔静脉右壁至胆囊切迹中点右侧的肝下缘中、外 1/3 交点的连线，转至脏面，连于肝门右端。此裂分隔右前叶和右后叶。

（6）右段间裂：在脏面为肝门右切迹至肝右缘中点的连线，水平转至膈面，连于正中裂。右段间裂将右前叶和右后叶都分为上段和下段。

2. 简述肝门静脉和肝静脉在横断层上的区分方法。

答：在横断层上肝门静脉和肝静脉主要从以下几个方面进行区分：①由于肝静脉及其属支逐渐向肝的膈面汇聚，故肝静脉越接近肝的膈面则管径越粗。而肝门静脉自肝门处进入肝内，分出各级分支，其分支越分越细，故肝门静脉越接近肝脏面的肝门处其管径越粗。②肝静脉走行于肝叶及肝段之间，肝门静脉分支则出现于肝叶和肝段内。③肝静脉及其属支与肝门静脉分支在肝内呈十指交叉状走行。一般在近肝门的横断层面上，肝静脉断面呈圆形，肝门静脉断面呈椭圆形；而近第二肝门的横断层面上，肝静脉断面呈椭圆形，肝门静脉分支呈圆形。④肝静脉及其属支较直，横断层面上多呈圆形或椭圆形；而肝门静脉及其分支多呈弯曲状，故断面常呈不规则形。⑤肝静脉壁薄，而肝门静脉的管壁较厚

3. 简述腹膜后间隙分区与其内的主要结构。

答：腹膜后隙是指腹后壁腹膜壁层与腹内筋膜之间的间隙，上起自膈肌，下至骶骨岬，两侧向外与腹膜外筋膜连续，向上经膈的腰肋三角与后纵隔相通。腹膜后隙以肾为中心，分为三个间隙。

（1）肾旁前间隙：位于腹后壁的壁腹膜、肾前筋膜与侧锥筋膜之间，内有胰、十二指肠，升、降结肠等。

（2）肾周间隙：由肾前、后筋膜围成，内有肾、肾上腺、肾血管、输尿管和肾脂肪囊等。

（3）肾旁后间隙：位于肾后筋膜、侧锥筋膜和腹横筋膜之间，内有肾旁脂体。

4. 试述肝门平面在肝横断层上的标志性意义。

答：肝门平面的在腹部横断层中的标志性意义如下：①是腹腔结构配布发生较大变化的转折平面，肝门平面以上的腹腔结构配布相对简单，自右向左主要为肝、胃和脾；肝门平面以下的腹腔结构渐多且配布复杂。②紧邻该平面下方的是胆囊、左肾、胰体和网膜孔等首次出现的层面。③此平面以下肝的断面逐渐缩小，肝内管道明显变细。④ 是右段间裂出现的平面。⑤是第三肝

门的标志平面，肝右后静脉多于此层面或其上、下层面出肝注入下腔静脉，注入处称第三肝门。⑥是识别肝左、右管的重要平面，肝门静脉分叉处的前方可见肝左、右管，常用来判断肝内胆管是否扩张。

（成家茂，朱丹青）

盆部与会阴断层解剖复习思考题参考答案

一、单项选择题

1. E   2. C   3. C   4. C   5. B   6. D   7. E   8. D   9. B   10. C

11. A   12. A   13. D   14. C   15. D   16. C   17. D   18. C   19. D   20. E

二、多项选择题

1. ABCD   2. ACD   3. BCD   4. AC   5. ABD

三、填图题

1. a. 膀胱   b. 股神经   c. 闭孔神经   d. 股骨头   e. 股方肌

   f. 输精管壶腹   g. 直肠   h. 精囊   i. 闭孔内肌   j. 股骨大转子

2. a. 股神经   b. 子宫动脉   c. 子宫腔   d. 卵巢   e. 髂骨

   f. 臀大肌   g. 直肠   h. 骶骨   i. 右侧输尿管   j. 臀上动静脉

四、名词解释

1. **膀胱精囊角**（vesicoseminal angle）：膀胱后壁与精囊之间有一充满脂肪的三角区，称膀胱精囊角，常为一锐角，正常为 25º ~ 30º，此角减小或消失对膀胱、精囊和前列腺肿瘤的诊断具有重要意义，常提示来自前列腺或膀胱的肿瘤已属晚期。

2. **直肠后隙**（retrorectal space）：亦称骶前间隙，为骶前筋膜与直肠筋膜之间的疏结缔组织间隙。临床手术中分离直肠后方时，宜作钝性分离，以避免伤及此间隙的血管，神经等。

3. **阴道穹**（fornix of vagina）：子宫颈阴道部突入阴道内，其与阴道壁之间的间隙为阴道穹。其中阴道后穹最深，与直肠子宫陷凹只隔一层阴道壁，临床上常在此处穿刺直肠子宫陷凹协助诊断和治疗。

4. **坐骨肛门窝**（ischioanal fossa）：是位于肛管两侧，肛区皮肤与盆膈之间，呈尖朝上、底向下的楔形腔隙。坐骨肛门窝内有大量的脂肪组织，外侧壁上有阴部管通过，是肛周脓肿的好发部位。

5. **阴部管**（pudendal canal）：在坐骨肛门窝外侧壁上，坐骨结节上方由闭孔筋膜与浅会阴筋膜共同围成的管状裂隙，又称 Alcock 管，内有阴部内动、静脉和阴部神经通过。

五、问答题

1. 简述前列腺的 McNeal 分区法。

答：McNeal 根据前列腺的断面观察，提出了前列腺的带区解剖分区法，即将前列腺分为前区、中央区、周缘区和前纤维肌肉基质区。①前区相当于 Franks 分区法的内腺，包括尿道周围组织和移行区，此腺区体积小，仅占前列腺腺性组织的 5%，是良性前列腺增生的好发部位。近段尿道周围组织内有直接开口于尿道的尿道周围腺和防止逆射精的平滑肌纤维。移行区位于近段尿道周围组织的两旁，呈对称性分布，其腺管与尿道平行，在精阜平面开口于尿道。②中央区位于前列腺上部和膀胱颈的下方，呈锥形，尖端达精阜。输精管和精囊的排泄管在此区汇合成射精管，开口于尿道。此区腺体较大，约占前列腺腺性组织的 25%，腺管开口于精阜两旁。③周缘区主要位于前列腺后方、左右侧及尖部，其上面凹陷，包围中央区、移行区和尿道前列腺部远段；腺体分布均匀，腺管开口于精阜以下的尿道后外侧壁。此区占前列腺腺性组织的 70%。④前纤维肌肉基质区位于以上各区的前方，是呈盾牌状薄板，重量约为前列腺的 1/3。

2. 简述男性盆部会阴在横断层面上的分段及结构配布。

答：在横断层面上，男性盆部会阴结构自上而下可分为三段：上段为第 5 腰椎间盘至髋臼上缘平面，主要为下腹部器官结构，可显示腹膜腔下份、肠管、输尿管、髂血管及淋巴结、腰丛、骶丛等。中段为髋臼上缘至耻骨联合下缘平面，主要为盆部器官结构，可显示盆筋膜及筋膜间隙、泌尿生殖系统器官和消化系统的直肠等。下段为耻骨联合以下平面，主要显示男性会阴结构，如：阴茎、睾丸、肛管和尿道等。

3. 简述子宫在横断层面上的位置、形态及分部。

答：正常子宫的大小、形态与年龄等有关，多位于 $S_2 \sim S_4$ 和髋关节中份（经股骨头凹）平面。一般情况下在髋关节以上层面中常显示子宫底或子宫体，而髋关节层面则显示子宫颈。

在横断层面上，子宫可呈圆形、近似圆形或纺锤形，其壁明显分为两层，即外层的肌层和内层的子宫内膜。子宫前缘较短而稍平；后缘较长，光滑并明显后凸；左、右侧向外侧分别延伸为子宫阔韧带。

当横断层面上盆腔中央出现卵圆形肌性结构但未出现子宫内腔时，子宫为子宫底；在髋关节平面以上的子宫断面中，子宫内部出现的狭窄的横行裂隙为子宫腔，此部分子宫为子宫体；在髋关节平面以下的子宫则明显变细，即子宫颈，其中央的狭小腔隙为子宫颈管。当子宫颈后方出现阴道穹后部时，该平面的子宫为子宫颈阴道部；而该平面以上的子宫颈，则为子宫颈阴道上部。

（邹智荣，郭宣材）

脊柱区断层解剖复习思考题参考答案

一、单项选择题

1. D　　2. D　　3. A　　4. D　　5. C　　6. D　　7. A　　8. C　　9. A　　10. C

二、多项选择题

1. ABC　　　　2. ABDE　　　　3. ACDE　　　　4. ABCDE　　　　5. BDE

三、填空题

1. 水平位　45　冠状　矢状
2. 椎体　椎间盘　后纵韧带　椎弓板　黄韧带　关节突关节　椎弓根　椎间孔
3. 椎体钩　横突　关节突　颈神经根　椎动、静脉　脊髓
4. 血管　颈神经根　后根　前根
5. 椎体　上关节突　黄韧带　椎弓根　上关节突　3～5　3　5
6. 圆形或卵圆形　三角　三叶草

四、名词解释

1. **椎间管（intervertebral canal）**：即椎间孔，前壁为椎体及椎间盘，后壁为上关节突和黄韧带，上、下壁为相邻椎骨的椎弓根。内有脊神经根和血管通过。

2. **侧隐窝（lateral recess）**：为椎弓根内侧、椎管外侧部的狭窄部位，其前壁为椎体的后外侧面，后壁由上关节突根部和黄韧带构成，外侧壁为椎弓根的内侧面，内侧以上关节突前内缘为界。腰椎侧隐窝较明显，尤其在第五腰椎，内有腰神经通过。侧隐窝正常前后径为 3～5 mm，若小于 3 mm 视为狭窄。

3. **盘黄间隙（discoflaval space）**：是位于椎间盘与黄韧带之间的间隙，盘黄间隙在椎间管的内口处较小，尤其是下位腰椎更显著，几乎将椎间管内口的下部全封闭。椎间盘突出或黄韧带肥厚可导致盘黄间隙狭窄，压迫脊神经。

4. **腰神经通道（canal of lumbar nerve）**：是指从腰神经根离开硬膜囊至椎间管外口所经过的一条骨纤维性管道，可分为神经根管和椎间管两段。

5. **神经根管（canal of nervous root）**：从腰神经根穿出硬膜囊处至椎间管内口处的一个间隙，有四个狭窄部位，即盘黄间隙、侧隐窝、上关节突旁沟和椎弓根下沟。

6. **钩椎关节（uncovertebral joint）**：第 3～7 颈椎体上面的两侧各有一向上的突起，称为椎体钩，它们与上位椎体下面的斜坡样唇缘构成钩椎关节（Luschka 关节）。钩椎关节与后方的颈神经根和外侧的椎动、静脉毗邻，因此，关节肥大或骨质增生，可导致神经和血管的压迫。

7. **骨纤维管**（osseofibrous canal）：又称腰神经后内侧支骨纤维管，位于腰椎乳突与副突间的骨沟处，由四壁构成。前壁为乳突副突间沟，后壁为上关节突副突韧带，上壁为乳突，下壁为副突。骨纤维管是腰神经后内侧支走行的通道，该管缩窄可卡压腰神经后内侧支。

8. **骨纤维孔**（osseofibrous foramen）：又称脊神经后支骨纤维孔，位于椎间孔的后外侧，开口向后，与椎间孔的方向垂直。其上外侧界为横突间韧带的内侧缘，下界为下位椎骨横突的上缘，内侧界为下位椎骨上关节突的外侧缘。骨纤维孔是脊神经后支进入脊柱区的门户，对脊神经后支有保护作用也有一定潜在威胁，一旦缩窄可卡压脊神经后支。

9. **UTAC**：是由颈椎椎体钩、横突和关节突组成的复合体，简称 UTAC，它是颈椎的关键部位，与颈神经根和椎动、静脉关系密切，又与脊髓距离较近。因此，UTAC 任何部分的病变均可引起颈部神经和血管的压迫症状。

10. **猫头鹰眼征**：腰椎间盘后部的透明软骨终板可向椎体的表面突出，因此，在经腰椎体上份和下份的横断层内，可在椎体的后部出现两个圆形的椎间盘透明软骨终板断面，Ramirez 称此现象为"猫头鹰眼征"。

五、问答题

1. 简述各部椎间盘的特点。

（1）颈椎间盘较小，也较薄，与相邻椎骨高度之比为 1∶3。其形态与颈椎体的基本一致，但其横径较椎体小。由于脊柱颈曲凸向前，因此，在经椎间盘的横断层内除椎间盘本身外，还可出现上位或 / 和下位椎体的断面。

（2）胸椎间盘较颈、腰椎间盘薄，第 2、6 胸椎间盘更薄，与相邻椎骨高度之比为 1∶5。下部胸椎间盘自上而下逐渐增厚。胸椎间盘的形态和大小基本与椎体的一致，髓核位于中央。

（3）腰椎间盘最厚，与相邻椎骨高度之比为 1∶2。其大小、形态与相邻椎体的基本相似，髓核位于中央偏后。在 CT 和 MRI 图像上，腰椎间盘与腰骶椎间盘呈肾形或椭圆形，直径为 30 ~ 50 mm；年轻人腰椎间盘后缘轻度凹陷，但腰骶椎间盘后缘平直或稍隆起，可能是一种退行性变的表现。腰椎间盘可向椎体的表面膨起，因此，在经腰椎体上、下面的横断层内，可在椎体的后部出现两个圆形的椎间盘断面，Ramirez 称此现象为"猫头鹰眼征"。

2. 简述侧隐窝的位置、构成及其变化。

侧隐窝为椎管外侧部、椎弓根内侧的两个前外侧角，是椎管的狭窄部位，其前壁为椎体的后外侧面，后壁由上关节突根部和黄韧带构成，外侧壁为椎弓根的内侧面，内侧以上关节突前内缘为界。腰椎侧隐窝较明显，尤其在第 5 腰椎，内有腰神经根通过。侧隐窝正常前后径为 3 ~ 5 mm，若小于 3 mm 可视为狭窄。侧隐窝的前后径和横径成反比关系。

3. 简述神经根管的位置、构成及临床意义。

腰神经根从硬膜囊穿出点至椎间管内口所经过管道称神经根管。此通道虽较短，但存在 4 个狭窄：①盘黄间隙，位于椎间盘与黄韧带之间；②上关节突旁沟，是上关节突内缘的浅沟；③侧隐窝，位于椎弓根内侧；④椎弓根下沟，位于椎弓根内下缘与椎间盘之间，在椎间盘侧方膨出时更为明显。

4. 简述腰椎间管的构成、特点及通过结构。

腰椎间管共有 4 对，其前壁为椎体及椎间盘，后壁为上关节突和黄韧带，上、下壁为相邻腰椎的椎弓根。腰骶椎间管由第 5 腰椎和第 1 骶椎构成。腰神经根由内上向外下斜行通过椎间管，因此，腰神经根在椎间管内的长度比椎间管的长。腰椎间管可分为上、下两部，上部较宽，位于椎体和关节突关节之间，有腰神经根、根动脉和椎间静脉上支通过；下部较窄，位于椎间盘与上关节突根部之间，只有椎间静脉下支通过，故此部的狭窄并不压迫神经根。

（吴江东，唐洗敏）

四肢断层解剖复习思考题参考答案

一、单项选择题

1. D   2. A   3. B   4. C   5. A   6. B   7. E   8. B   9. C   10. C
11. E   12. A   13. E   14. E   15. B   16. C   17. D   18. D   19. A   20. C
21. A   22. B   23. C   24. D   25. E   26. A   27. E   28. C   29. D   30. B

二、多项选择题

1. ABCE   2. ABCDE   3. ABCD   4. ACDE   5. BCD
6. ABC   7. BDE   8. BCD   9. ACE   10. BDE

三、名词解释

1. **肱骨肌管**：也称桡神经管，由肱骨的桡神经沟与肱三头肌围成，从肱骨内上方斜向后下，再向外下到肱骨下份的前外侧，内有桡神经、肱深动脉及其分支中副动脉。

2. **尺神经管**：由肱骨的内上髁后面的尺神经沟与深筋膜构成纤维管，内有尺神经和尺侧返动静脉走行。

3. **桡骨环状韧带**：位于肘关节下份（桡尺近侧关节）水平断面，附着于尺骨桡切迹的前、后端，包绕桡骨头及桡骨颈，有协助桡骨头旋转和阻止桡骨头分离的作用。

4. **腕管**：位于腕骨前方，由腕骨沟与腕横韧带围成，内有4条指浅屈肌腱、4条指深屈肌腱、1条拇长屈肌腱和正中神经穿过。腕管周围骨折及腔管内结构损伤易压迫正中神经，引起腕管综合征。

5. **踝管**：位于内踝后下方，由屈肌支持带与跟骨内侧面围成，内有胫骨后肌腱、趾长屈肌腱、胫后血管、胫神经和踇长屈肌腱，是小腿后骨筋膜鞘与足底间隙的通道。

四、问答题

1. **肘关节下份的断面上神经的位置如何？**

答：尺神经位于指浅屈肌（前）和尺侧腕屈肌（后）之间，尺骨鹰嘴内侧，皮下触及可感到麻痛，并放射至小指、环指。正中神经位于肘窝内侧，与肱静脉、肱动脉伴行，窝底为尺骨前缘和肱肌，外侧为肱二头肌腱，内侧为旋前圆肌。桡神经浅支和深支则位于桡侧腕长、短伸肌，肱桡肌和肱肌之间，在桡骨头的前方，其深层还可见环状韧带、旋后肌，内侧为肱肌与肱二头肌腱。

2. **手部远侧列腕骨与神经的关系如何？**

答：正中神经从腕骨中的大多角骨与头状骨的前方穿过，位于腕横韧带深面，拇长屈肌腱与指浅、深屈肌腱之间。近侧列和远侧列腕骨都参与腕管构成，其位置不易移动，而易受到来自掌前压力。尺神经位于钩骨的前面，走行于小鱼际肌、腕横韧带与掌长肌腱之间，与尺动脉伴行。而尺神经手背支则位于钩骨钩处，手掌尺侧，走行于小指伸肌腱鞘和尺侧腕伸肌腱的表面。桡神经的浅支在此断面分为外侧支与手背支，分别走行大多角骨的桡侧与背侧的皮下。

3. 简述膝关节的断层影像显示方位。

答：膝关节的构造复杂，关节囊内的交叉韧带和半月板位于股、胫骨之间，是临床上较易损伤的结构。膝关节的横断层可依次显示股骨下端、交叉韧带、半月板和胫骨上端，连续性好，但显示整体的效果差，且层面较多，不易观察。矢、冠状断层可同时显示股骨、胫骨、交叉韧带和（或）半月板，立体效果好，便于观察。尤其是膝关节的矢状断层，以正中线分为基本对称的左、右侧部，在正中线和两侧层面上可分别显示交叉韧带及半月板，利于病变诊断。

（王勇，许俊锋）

参考文献

[1] 付升旗，杨桂娇，任峰. 人体断层解剖学 [M]. 4 版. 西安：世界图书出版公司，2021.

[2] 付升旗，范锡印. 人体断层解剖实验学 [M]. 西安：世界图书出版公司，2007.

[3] 刘树伟. 人体断层解剖学 [M]. 北京：高等教育出版社，2006.

[4] 刘树伟. 人体断层解剖学图谱 [M]. 济南：山东科学技术出版社，2003.

[5] 王振宇，张雪君. 人体断层影像解剖学 [M]. 5 版. 北京：人民卫生出版社，2022.

[6] 于晶，韩绍磊. 人体断层与影像解剖学 [M]. 北京：中国医药科技出版社，2020.

[7] 付升旗. 人体三维断层解剖学图谱 [M]. 西安：世界图书出版公司，2007.

[8] ELLIS H, LOGAN BM, DIXON AK. Human Sectional Anatomy [M]. 3rd edition. Boston: Butterworth Heinemann, 2007.

[9] JAWAD H, SIRAJUDDIN A, CHUNG JH. Review of the international association for the study of lung cancer lymph node classification system: localization of lymph node stations on CT imaging[J]. Clin Chest Med, 2013, 34(3): 353-363.

[10] EL-SHERIEF AH, LAU CT, CARTER BW, et al. Staging Lung Cancer: Regional Lymph Node Classification[J]. Radiol Clin North Am, 2018, 56(3): 399-409.